U0005276

圖解版 有趣到睡不著

低醣飲食

醫學博士
牧田善二
Zenji Makita

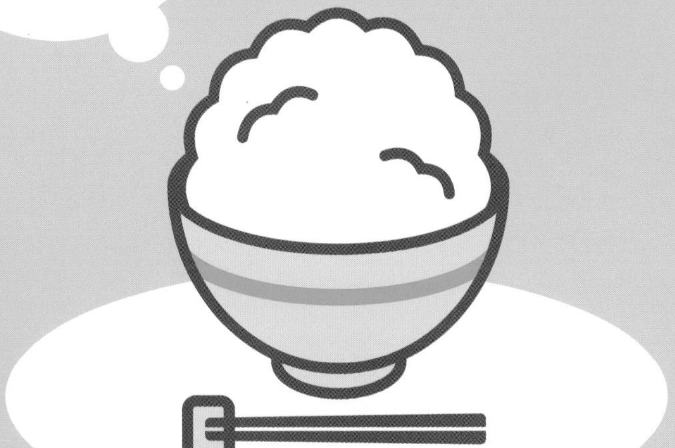

晨星出版

前言

最近幾年，全球掀起了一股低醣飲食風。和其他方式相比，低醣飲食確實能夠在相對比較輕鬆的情況下減輕體重，而且立即見效。我想，這就是它為何會大行其道的理由吧！對於大眾的認知由以往被奉為圭臬的「卡路里限制」，逐漸轉變為「醣類限制」，看在從醫近四十年的我眼中，這無疑是天大的好消息。

話說回來，我不禁開始擔憂，隨著低醣飲食的風行，對它產生誤解的人也愈來愈多。

舉例來說，若是有人誤信「只要實踐低醣飲食，就不需要接受糖尿病的治療」是非常危險的事。就現狀而言，糖尿病的治療已經進步到即使沒有嚴格限制醣類的攝取，也能逐漸改善。

我很明白低醣飲食對減重的效果快速且顯著，也難怪有那麼多人對它趨之若鶩。但是，減重的出發點，應該是讓人藉由減輕體重以得到健康，並延長壽命吧！從這個觀點來看，低醣飲食不過是其中的一部分，並不是唯一的特效藥，只要實踐就能得到萬無一失的效果。還有許多其他部分，尚待我們的努力。

為了讓各位便於理解醣類的本質，本書利用了插圖，盡可能以淺顯易懂的方式解說。如果各位能藉由本書釐清「低醣飲食」的基本概念、與疾病的關係等一般人最容易誤解的部分，加深對「醣類限制」的知識，將是我最大的欣慰。

醫學博士　牧田善二

第1章

醣類的基本概論

限制熱量攝取的概念

幾十年來根深蒂固的常識

首先我想問一個問題，人為什麼會變胖？似乎有很多人以為，「肥胖」就是脂肪增加，所以脂肪就是肥胖的元凶。不過，對減重有點概念的人，大概會回答「原因是吃了太多高熱量的食物」吧！

不過，這個想法已經過時。它之所以成為深植人心的常識，源自幾十年前由醫療先進的美國做出的錯誤結論。

美國有許多因肥胖導致心肌梗塞的患者，因此，美國很早便開始進行有關如何消除肥胖的研究。到了一九七〇年代，當時的科學界分成兩派，不斷爭論「肥胖的原因到底是脂肪，還是醣類？」，最後的結論是「元凶是脂肪，所以必須限制攝取的熱量」。包含日本在內，這個觀念也逐漸普及於世界各國。

結果造成人們無視於醣類對人體的影響，因攝取大量碳水化合物而導致肥胖的情況增加了。

因此，美國的糖尿病學會已經改弦易轍，澄清「醣類才是導致糖尿病和肥胖的真正元凶」。但是日本仍沿襲舊有的觀念，一再向大眾宣導「唯有限制熱量的攝取，才能有效減重和降低血糖」。至今仍堅持幾十年前的結論，只能說過於墨守成規了。

何謂肥胖？

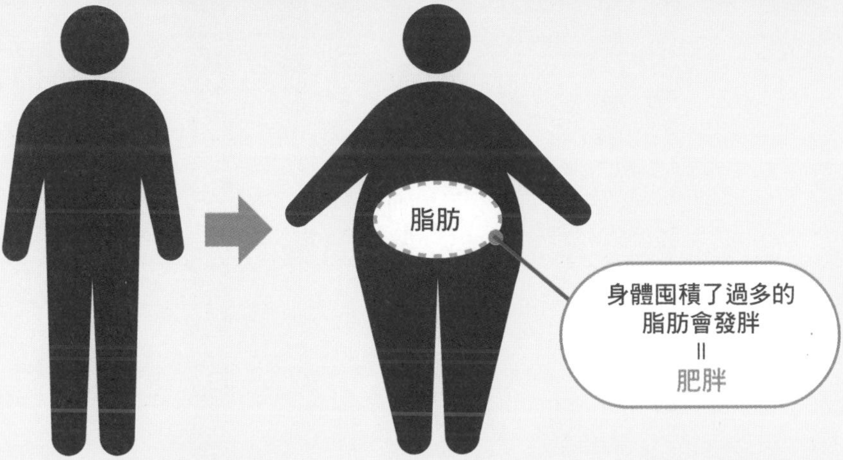

肥胖的原因是卡路里還是醣類？

以前的觀念

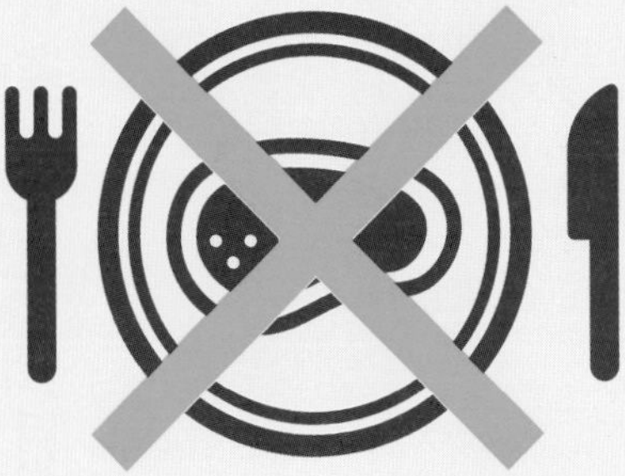

脂肪是元凶，
所以要限制熱量的攝取！

醫療先進的美國基於「脂肪是造成肥胖原因」的結論，造成脂肪熱量高、只要減少熱量的攝取就能減輕體重的認知變得普及。

現在的觀念

脂肪囤積的原因是
醣類，所以應該限制
的是醣類的攝取！

無視於醣類對肥胖的影響，因過量攝取醣類而造成肥胖的情況增加。醣類才是造成肥胖元凶的認知也逐漸成為新的常識。

限制熱量攝取VS限制醣類攝取，哪一種方式才會瘦？

有明確的理由證明限制醣類的攝取能夠成功減重！

說得極端一點，所謂「肥胖」，就是體內的脂肪增加。因此，長久以來一直認為油膩食物等高熱量飲食是肥胖的原因。基於這點，「限制熱量的攝取」便成為減輕體重的指導方針。

但是，這是錯誤的減重方式。因為變胖的關鍵在於「醣類」。接下來，一起看看為何我如此斷言的理由吧！我們每一個人都是仰賴葡萄糖與氧氣產生反應所製造的能量維持生命，由此可見醣類的不可或缺性。然而，如果攝取過量的醣類，將會造成被當作能量來源的葡萄糖沒有完全消耗而過剩。

血液中若有葡萄糖殘留，由胰臟分泌的胰島素會將之轉換為肝醣，儲藏於肌肉和肝臟。但是，剩餘的葡萄糖若多到無法儲存，就會化為脂肪囤積在體內。換句話說，如果攝取了過量的醣類，就會造成葡萄糖過剩，所以變得肥胖。

相反地，如果限制醣類的攝取，在作為熱量來源的葡萄糖變得匱乏的情況下，原本儲藏於肌肉和肝臟的肝醣便會恢復成葡萄糖，促使脂肪燃燒以當作能量使用。脂肪被消耗了，自然就瘦了，這就是「限制醣類」的基本概念。

人會發胖的原因是什麼？

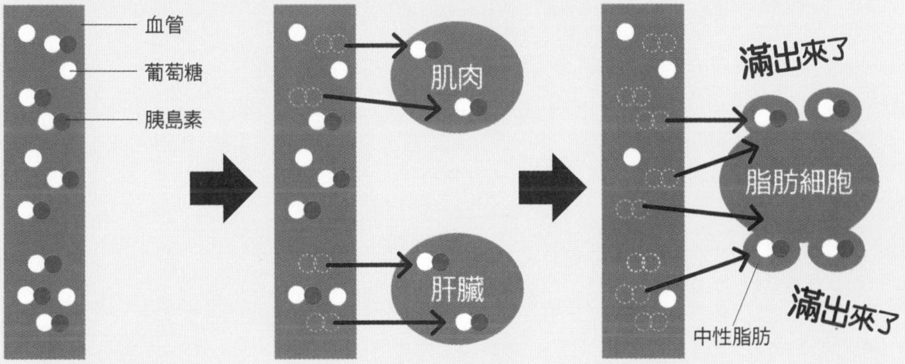

血液中的葡萄糖濃度一升高，胰臟就會分泌胰島素。

胰島素分泌後，葡萄糖被送至肌肉和肝臟儲存。

儲藏量達到飽和後，葡萄糖會被送至脂肪細胞，轉為中性脂肪。

換句話說……

發胖是因為醣類攝取過量，導致葡萄糖過剩所致，
所以正確做法是「限制醣類攝取」，而非「限制卡路里攝取」！

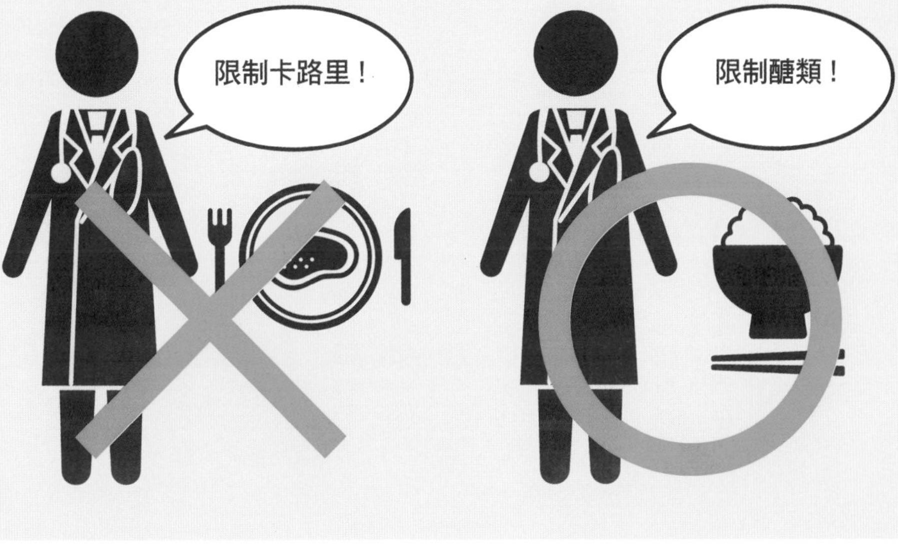

重新制定BMI的標準！

身材微胖的人更有機會長命百歲!?

健診項目中的「代謝症候群判定」所使用的肥胖指標是「BMI值（Body Mass Index）」，其計算公式是以體重（公斤）除以身高（公尺）的平方。得到的數值超過二十五的人，就需要執行體重控制了。

長久以來，BMI的理想值是二十二，罹患疾病的機率最低。但是，根據美國疾病管制中心的報告，BMI介於二十五至三十、屬於輕度肥胖（參照左表）的人，平均壽命最長。不僅如此，他們的死亡風險還比十八點五至二十五「標準體重」的人低了百分之六。

有鑑於此，美國現在已經把肥胖的標準下修到BMI值要超過三十。但我們必須考慮到美國人與東方人的體格差異，以及肥胖率在美國居高不下的問題。BMI三十對日本人而言是相當肥胖的身材，所以這個標準應該不適用於日本人。

現在的基準較以往被視為理想的二十二已稍微放寬，以四十四歲以下的成人來說，男女若能維持十八點五至二十五的「標準體重」、四十五歲以上的男性三十，女性二十五以下，就是能夠降低成人病風險的參考標準。

BMI的計算方式

BMI的計算方式

$$BMI = 體重(kg) \div (身高(m) \times 身高(m))$$

表示肥胖程度的「BMI」指數，其計算公式是以體重（公斤）除以身高（公尺）的平方。舉例來説，身高170cm、體重65kg的人，他的BMI就是65÷（1.7×1.7）=22.5。下表是以BMI判斷肥胖程度的基準，BMI22.5是普通體重。

■以BMI判定肥胖程度的基準

（台灣標準請參考國健署資料）

指標	判定
18.5以下	體重過輕
18.5～25	標準體重
25～30	肥胖（1度）
30～35	肥胖（2度）
35～40	肥胖（3度）
40以上	肥胖（4度）

平均壽命最長的是「25～30」

以往的理想標準值是22，但最新的研究結果顯示BMI25～30的人，平均壽命最長，因此我們必須改變既有的觀念。

日本人各個年齡層的BMI建議值

44歲以下

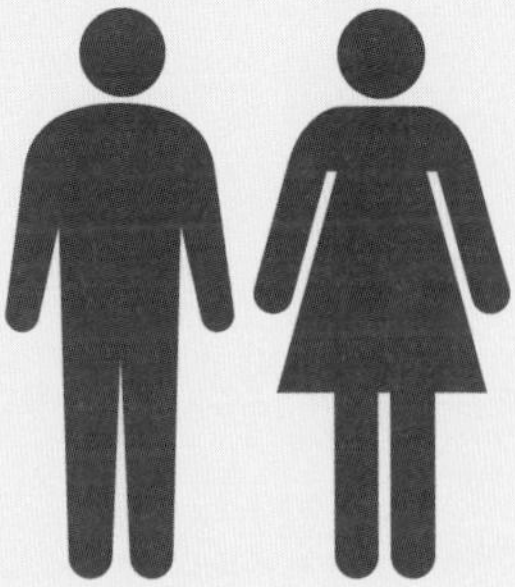

18.5～25

維持「標準體重」

45～64歲

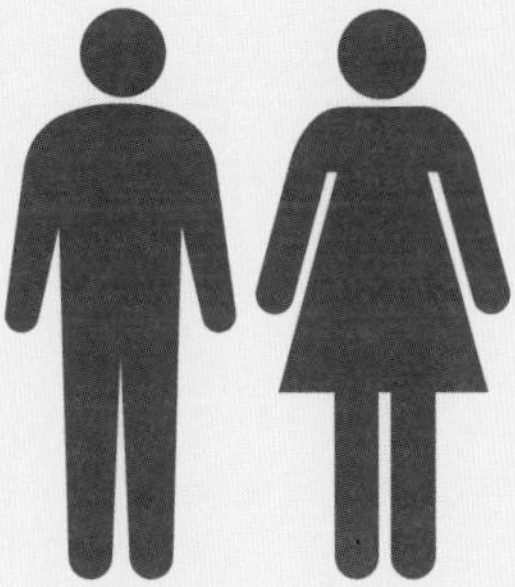

30以下　25以下

可以稍微放寬標準

人類原本就是肉食性動物！

即使不吃作為主食的米飯也沒問題的理由

談到我們的飲食生活時，不可忘記的一點是，包括人類在內，所有的動物對空腹感和飽足感的感受方式、消化、吸收和代謝等維生機制，都已被編入DNA。

回溯人類的飲食生活，自從人類誕生以後，長期以來都是藉由採集植物、狩獵動物和捕獲魚貝類等確保食物的來源。日本人自然也不例外。繩文人是日本人的始祖之一，據說他們的狩獵生活維持了一萬二千年之久。

繩文人居住的環境較現在嚴峻許多，所以他們能夠從狩獵來的食物獲得足夠的營養是很合理的推論。

不過，到了彌生時代，當時的人們開始發展「農業」，種植稻米和麥等作物取得穩定的糧食來源。拜這點所賜，人們的生活也逐漸變得繁榮富裕。然而，以農作物為主食的飲食生活，基本上違背了我們與生俱來的基因。

從這點看來，即使人類的身體原本設計成最適合以脂質和蛋白質當作食物來源，我們卻因為改變了飲食的內容，導致近一百年左右，肥胖和生活習慣病的盛行率大增。

日本人的飲食生活

繩文時代

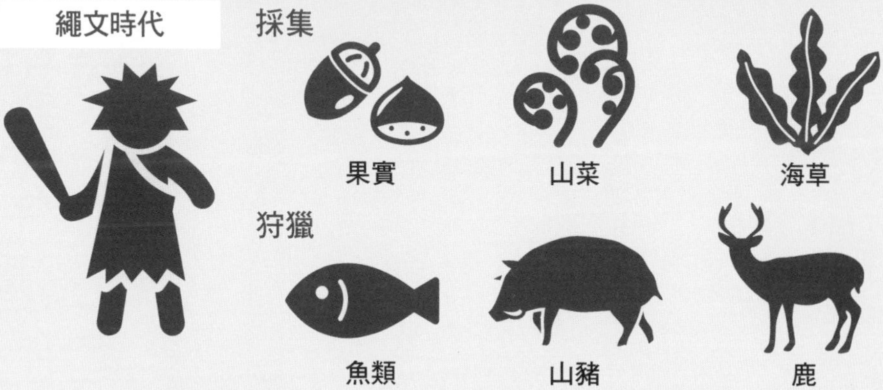

人類原本適合以脂質和蛋白質作為食物來源，
以農作物為主食的生活並未編入DNA中。

彌生時代

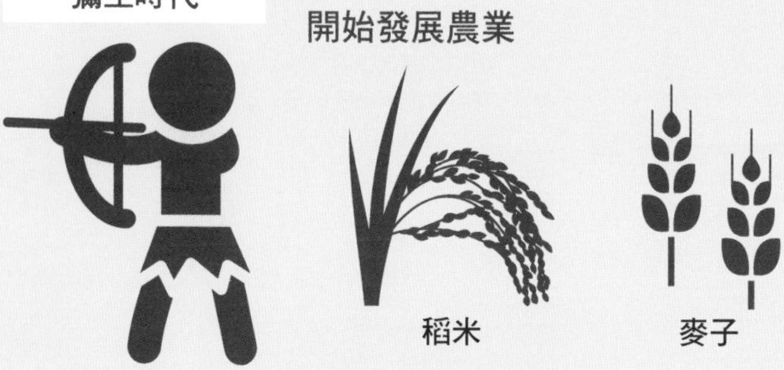
開始發展農業
稻米
麥子

近現代

飲食生活的變化
飲食內容轉變為
大量攝取醣類，這也
是導致肥胖和生活習
慣病的重要原因！

飲食生活的變化與醣類造成的現代疾病的可怕之處

最早的糖尿病患者是藤原道長!?

日本的糖尿病患者，最早每一百人中只有一個。但是根據平成二十七年厚生勞動省的調查，被高度懷疑是糖尿病的人，男性增加了百分之十九點五，女性增加了百分之九點二。

日本的糖尿病患者，從第二次世界大戰結束後的二十年左右開始增加，而且增加的理由很明確。民眾的生活隨著高度經濟成長而變得富足，除了當作主食的米飯和麵類，連含糖點心和果汁也變得不虞匱乏。

在這之前，糖尿病患者可說是相當稀少的存在。根據現存紀錄，最早罹患糖尿病的日本人是平安時代的藤原道長，距今約一千年。出自藤原實資之手，記錄道長晚年生活的《小右記》提到，道長在短時間內突然變瘦，喝水頻率也較以前增加，此外，視力也一年不如一年，甚至衰退到認不清眼前的人是誰。

話說回來，道長會罹患糖尿病，和他身為特權階級有關，因為他可以常常吃到當時被視為貴重物資的醣類。基本上，糖尿病與一般百姓無緣。

換言之，因為擅自改變原本基因規劃好的飲食內容，所以現代人才會為各種「生活習慣病」所苦。

糖尿病患者有年年增加的趨勢

糖尿病在以前是不常見的疾病，大約每100人中只有1個。被高度懷疑是糖尿病的人，從1997年開始逐年增加，尤其是男性，增加了約1.6倍之多。

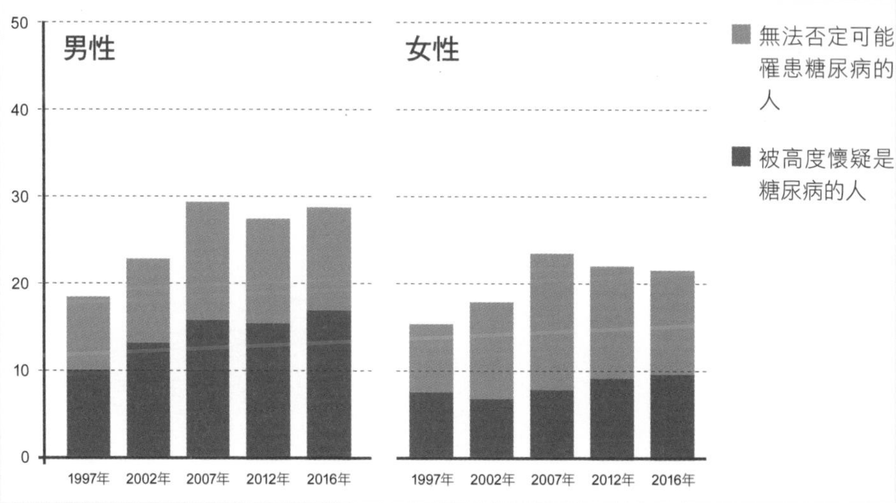

出處：厚生勞動省「平成28年『國民健康、營養調查』」

糖尿病增加的原因在於飲食生活的變化

隨著高度經濟成長帶來生活的改善，原本被視為珍貴之物的醣類開始大量生產，變得人人都吃得起。這是人類史上前所未有的變化，也帶來了糖尿病等生活習慣病的弊害。

限制醣類的攝取有助長壽

是維持生命時不可或缺的能量來源，基本上不論是哪一種動物，都是盡可能有效率、節制地使用。

因此科學家的推論是，當動物攝取的熱量只有平常的7成，身體就會把運作的效率發揮到極致。藉由原有的生命力和長壽基因的活性化，促使壽命延長。

換言之，隨時處於飽足的狀態，反而不容易長壽。以促進長壽基因活化的觀點來看，做好飲食內容的管理是不可或缺的條件。

長壽的祕訣是每天不要吃十分飽

不知道各位有沒有聽過這個說法：把食量控制在七分飽的人比較長壽。或許有些人乍聽之下覺得難以置信，但這是美國以獼猴為對象，進行實驗後得到的結果。理由為何呢？

這個實驗把獼猴分為兩組。一組按照平常的分量餵食，讓猴子處於飽足狀態；另一組則餵食降低了百分之三十熱量的飼料，使猴子處於飢餓狀態。第二組的猴子，食物的卡路里只剩下原來的七成，所以三大營養素的蛋白質、脂質、醣類當然也不足。

其中又以醣類最為關鍵。如同前述，醣類

在美國以獼猴為對象所進行的實驗

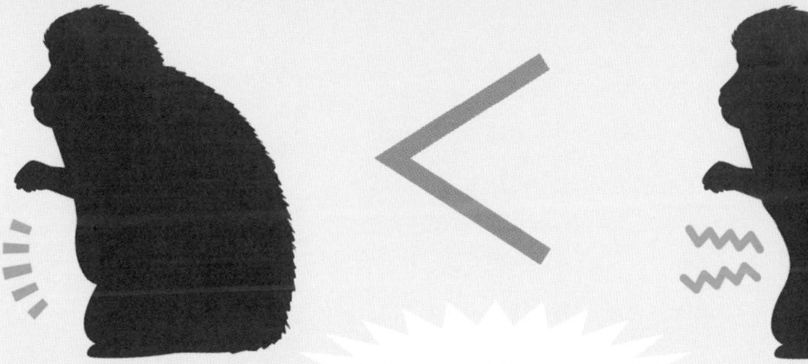

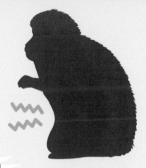

飽足狀態

結果顯示處於飢餓狀態的猴子，更為健康長壽！

飢餓狀態
※熱量削減了30%

長壽的祕訣是「七分飽」

飽足狀態

感覺不到生命的危機，
無法活化長壽基因。

飢餓狀態

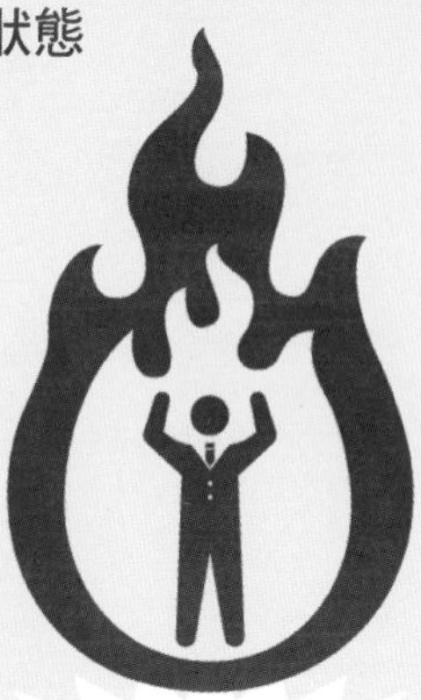

提高人的生命力！
活化長壽基因。

以獼猴進行實驗後，發現長壽基因在空腹狀態下可得到活化。原因是維持生命所需的醣類一旦變得不足，長壽基因就會得到活化，以便讓動物保護自己的生命。

不攝取碳水化合物也沒有問題的理由

能量可以在體內製造

前述已經說明，醣類在體內會轉為葡萄糖，成為提供身體活動所需的能量來源。所以一般認為，如果限制醣類的攝取，就會造成能量不足，對身體產生負面的影響。

但是，請各位不必擔心。為了讓人在飢餓狀態下維持生命，我們的身體原本就具備在體內製造能量的機能，換句話說，**即使不攝取醣類，也有其他方法可以取得能量**。以下為各位介紹其機制。

首先，不論出於何種理由，當醣類不足時，血中的葡萄糖也會跟著匱乏。這時，肝臟便會將儲存於肝臟和肌肉細胞的肝醣分解為葡萄糖，釋放於血液中。如果肝醣也消耗殆盡，儲存於脂肪細胞的部分中性脂肪就會轉換為葡萄糖，釋放在血液之中，當作能量使用。

如同上述機制，即使不攝取醣類，體內也能自行製造能量。這就是為什麼只要補充水分，即使不進食，還是能夠維持生命一段時間。

脂肪細胞的中性脂肪若轉換為能量被消耗，人就會變瘦。這就是為何限制醣類的攝取有助減重的理由。

當血液中的葡萄糖不足時……

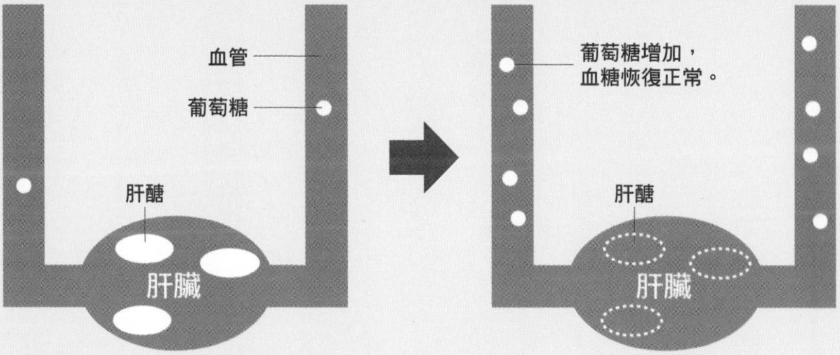

血液中的葡萄糖減少了……

肝臟將肝醣分解為葡萄糖，釋放於血液。

連肝醣也消耗殆盡時……

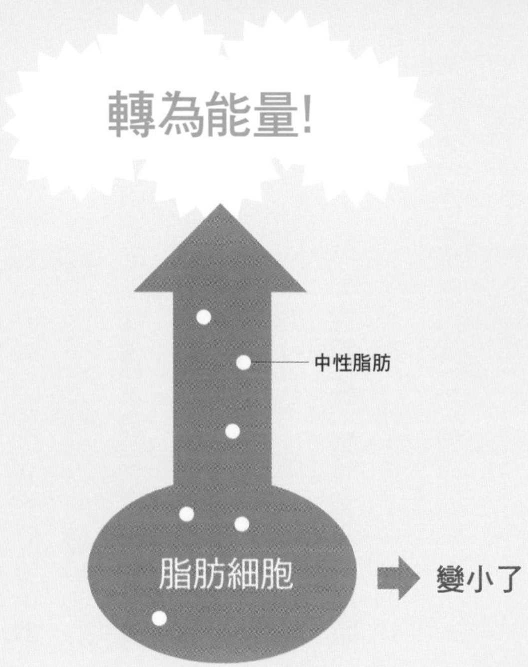

飯後睏意襲來是醣類的關係嗎!?

明明睡眠時間很充足，卻老是在吃過午餐想睡覺的話，原因可能是攝取過多的醣類。如果為此感到困擾，我建議中餐不要吃太多醣類，而且記得要細嚼慢嚥。只要實踐這兩項，就很有機會改善這個問題。

如果辦公室附近的外食選擇不多，都是高澱粉類的食物，不如在超商選購午餐。選擇富含蛋白質的雞肉沙拉，或者是品項大多是低醣類的關東煮，就能吃得飽足又健康，請各位務必參考利用。

想睡覺的原因有可能是低血糖

我想，應該有不少人都有過中午和同事們飽餐一頓，結果到了下午，不小心在重要的會議上睡著的經驗吧。原因或許是因為午餐攝取了大量碳水化合物，造成血糖上升，而身體為了拚命降低急速上升的血糖值，在反動的結果，卻引起低血糖的狀態。

進食後，隨著血液中的葡萄糖增加，血糖值也跟著上升。為了使血糖值下降，胰臟會分泌出胰島素。因為血中的葡萄糖減少了，送至腦部的葡萄糖也跟著急速減少，因而產生睏意。

血糖一上升，胰臟就會分泌胰島素

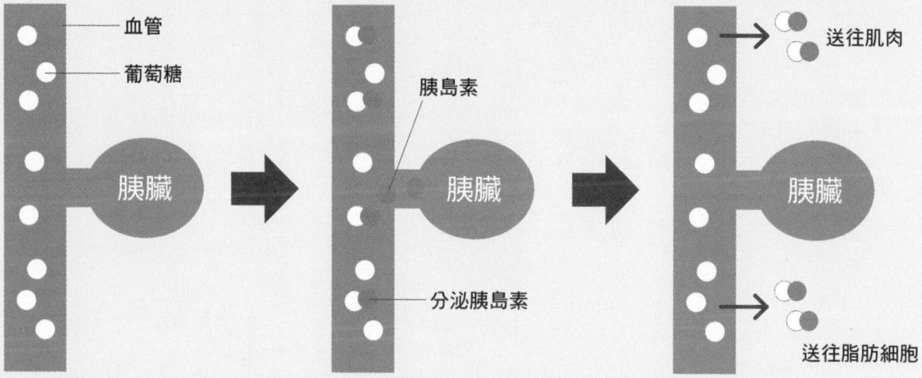
血管
葡萄糖
胰臟
胰島素
胰臟
分泌胰島素
送往肌肉
胰臟
送往脂肪細胞

一攝取醣類，血中的葡萄糖就會增加（血糖值上升）。

胰臟分泌出胰島素，把多餘的葡萄糖儲存於細胞。

只要葡萄糖被送至肌肉和脂肪細胞，血糖值便會恢復正常。

攝取醣類過量會產生睏意

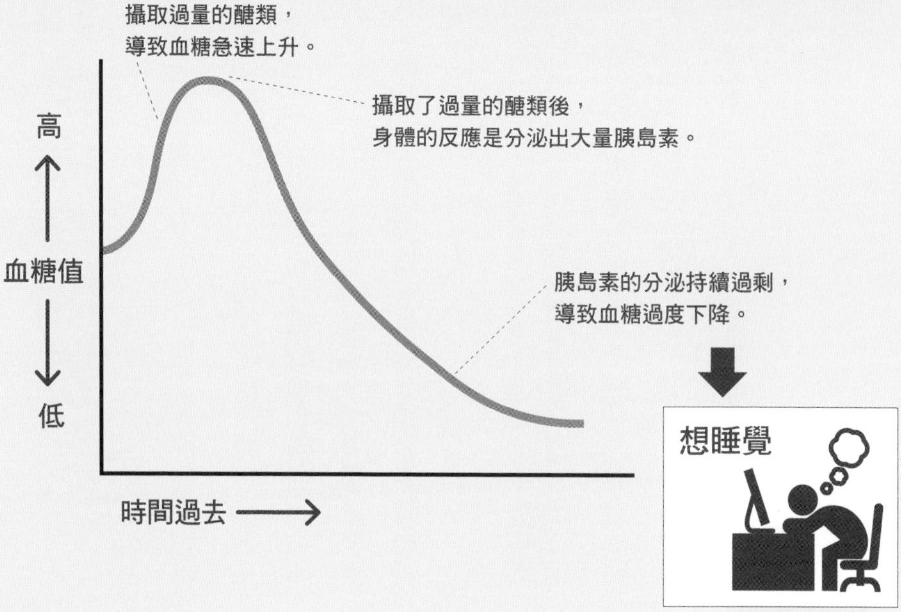
攝取過量的醣類，
導致血糖急速上升。
攝取了過量的醣類後，
身體的反應是分泌出大量胰島素。
高
血糖值
低
胰島素的分泌持續過剩，
導致血糖過度下降。
想睡覺
時間過去

罐裝咖啡和含糖飲料是傷身的毒藥

品質好的水是補充水分的最佳選擇！

有沒有人已經養成習慣，每天早上都要在公司裡喝一罐咖啡呢？拿著罐裝咖啡，仰頭咕嘟咕嘟地喝著，雖然是常見的光景，但是市售的罐裝和寶特瓶裝的「咖啡飲料」，大多添加了大量的砂糖，實在是百害而無一益的飲料。含糖量雖然因商品種類而異，但大致上來說，即使標示為微糖的商品，平均的含糖量也有約兩顆方糖，如果是容量較多的寶特瓶咖啡，含糖量則會超過十顆方糖。

至於以富含維生素和膳食纖維為訴求，購買客層以女性為大宗的蔬果汁，因為添加了大量水果，所以含糖量也相當可觀。雖然很多人都以為「既然是蔬果，應該有益身體」，卻沒想到同時也攝取了大量的糖類。如果養成了每天早上都喝一瓶的習慣，很容易誘發肥胖和糖尿病。

現榨果汁和思慕昔也是警戒對象

水果原汁的糖類更高，即使是看似有益健康的現榨果汁，因為要使用大量水果，才能榨出一整杯，更不可掉以輕心。另外，被當作瘦身飲料而備受討論的思慕昔，為了改善口感，大多添加大量的水果，很容易導致糖量攝取超標，並不合適正在減重的人。

罐裝咖啡和含糖飲料都含有大量的糖！

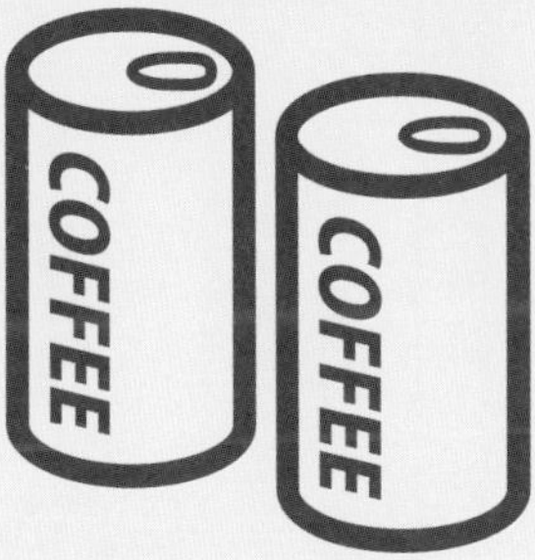

罐裝咖啡

連微糖款含糖量也有2顆方糖。容量較多的寶特瓶咖啡，含糖量更超過10顆方糖。

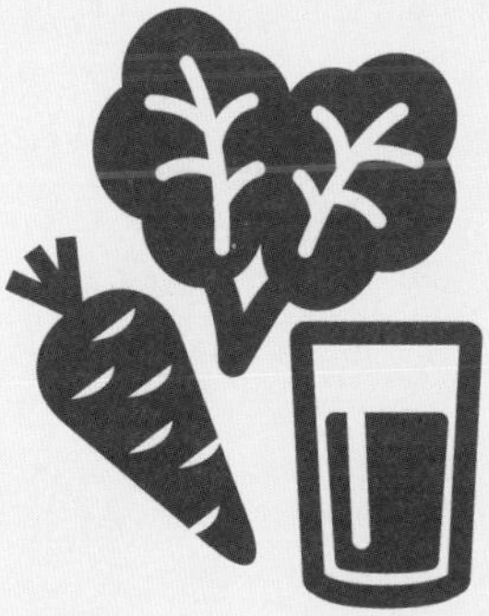

蔬果汁

一般紙盒裝（200ml）的產品，含糖量大約是3顆以上的方糖。如果是水果含量更多的產品，含糖量更可觀。

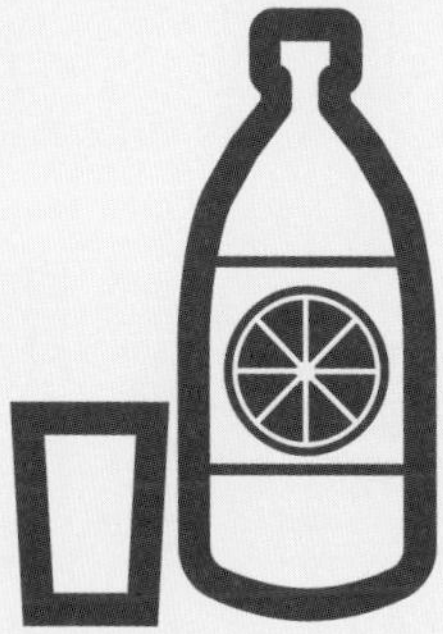

柳橙汁（果汁）

100%原汁的紙盒裝果汁（200ml），每1盒的含糖量是2.5顆方糖。現榨果汁需要大量的水果才能榨出一杯，所以含糖量也跟著增加。

如果基於「促進健康」的想法，養成每天早上都喝果汁的習慣，很可能會造成肥胖和糖尿病！

何謂加速肥胖的「糖中毒」狀態？

糖，這種情況稱為「糖中毒」。這也是導致飲食過量和肥胖的重大原因。

糖中毒的可怕之處在於這不是意志可以控制的問題。腦為了得到愉悅感，會下達「吃糖」的指令，讓人欲罷不能。

尤其是血糖突然上升時，更不可掉以輕心！為了降低急速上升的血糖，胰臟會釋放大量的胰島素，而血糖急速下降後，會造成睏意和焦慮等不適感。如此一來，為了提升血糖，人又開始想吃糖……，一旦陷入這樣的惡性循環，就是所謂的糖中毒。換言之，糖和安非他命等毒品一樣，都是具有成癮性的物質。

糖類和毒品一樣都有成癮性！

源自於人在狩獵採集時期隨時處於飢餓狀態的回憶，所以生物本能會驅使人「為了生存，只要有機會就要多吃糖類」。而且只要攝取了糖類，就像得到獎賞一樣，感覺很幸福。

說得具體一點，當我們吃下糖類，造成血糖上升以後，就會增進多巴胺和血清素的分泌，使大腦產生愉悅感。當人得到這種快樂時，也就是達到了「極樂點」。

但是腦部達到極樂點卻是非常危險的狀況。因為為了得到愉悅感，即使在身體不需要攝取糖類的狀態下，腦部卻依然驅使我們吃

引起糖中毒的機制

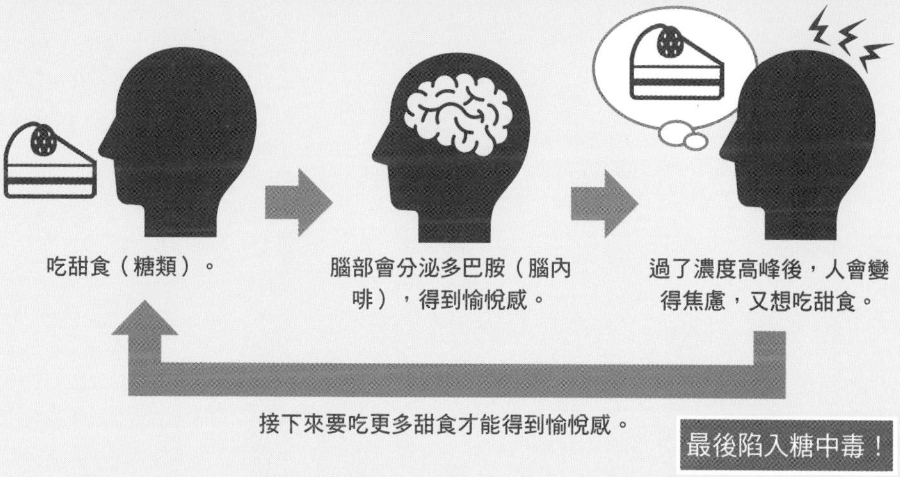
吃甜食（糖類）。
腦部會分泌多巴胺（腦內啡），得到愉悅感。
過了濃度高峰後，人會變得焦慮，又想吃甜食。
接下來要吃更多甜食才能得到愉悅感。
最後陷入糖中毒！

糖中毒時的血糖變化

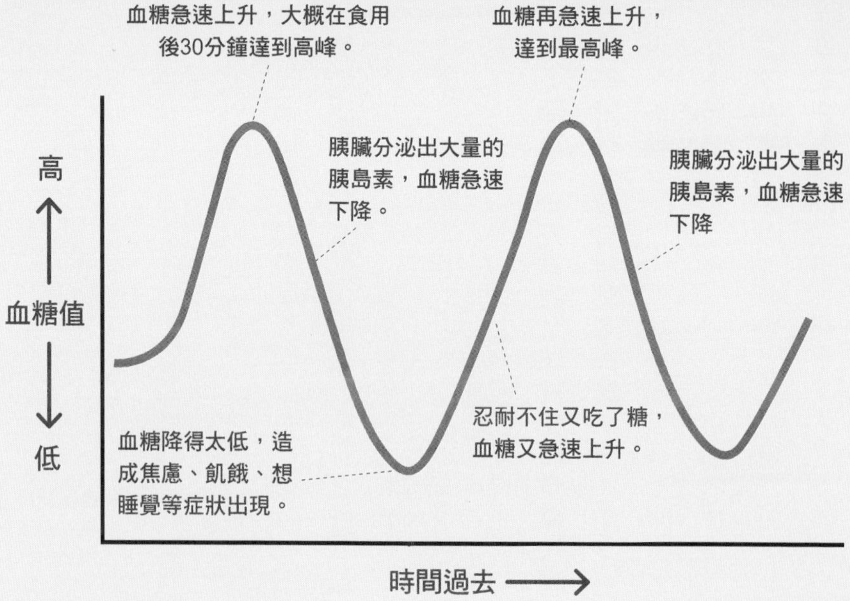
血糖急速上升，大概在食用後30分鐘達到高峰。
血糖再急速上升，達到最高峰。
胰臟分泌出大量的胰島素，血糖急速下降。
胰臟分泌出大量的胰島素，血糖急速下降
高
血糖值
低
血糖降得太低，造成焦慮、飢餓、想睡覺等症狀出現。
忍耐不住又吃了糖，血糖又急速上升。
時間過去

看起來比實際年齡蒼老是「AGE」害的

破壞全身的人類最大敵人

說到老化，「氧化」是惡名昭彰的原因之一，就像削了皮的蘋果放了一會兒會發黃一樣。所謂的老化，就是因為氧氣，造成細胞處於生鏽般狀態的現象。

另外，還有一個現象也會導致老化。就是蛋白質與葡萄糖結合而變質的「糖化」反應，這種狀態就像燒焦一樣。這個反應的產物是AGE（Advanced Glycation End Products），也就是「糖化終產物」。

AGE的棘手之處是一旦產生就很不容易排出體外。而且具備強大的破壞力，會摧毀身體的各種組織，成為老化的元凶。對血管、腎臟、肌肉、膠原蛋白造成的危害尤其明顯，也會誘發高血壓、心肌梗塞、腦中風、骨質疏鬆、阿茲海默症、癌症等重大疾病。此外，皮膚出現皺紋和斑點等老化現象，也和AGE脫不了關係。

為了避免AGE累積，最重要的是避免攝取過量的醣類，還有排出多餘的醣類。此外，攝取含有AGE的食物也會造成累積，必須特別注意。

氧氣和葡萄糖都是維持生命的必需品，但是如果未加注意，每天攝取的食物都可能成為老化的原因。

產生AGE的機制和影響

AGE（Advanced Glycation End Products）的中文譯名是糖化終產物。AGE原本就隨著年齡的增長自然增加，但攝取醣類過量會加速增加。

在體內產生AGE

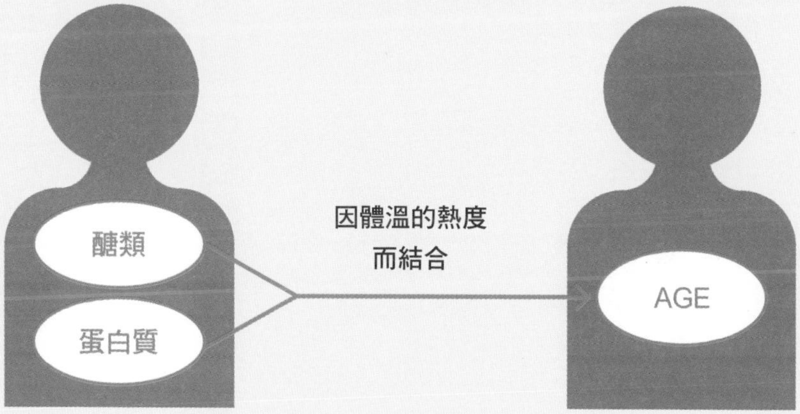

從體外攝取

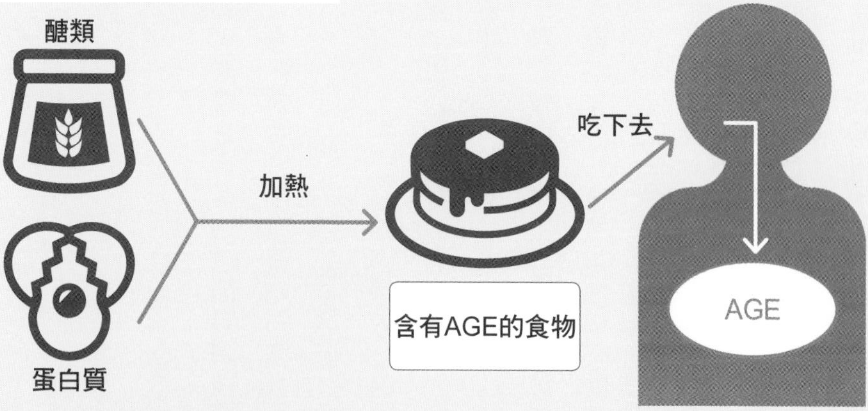

如果AGE在體內累積……

累積在皮膚的話……皺紋、斑點
累積在血管的話……動脈硬化
累積在腎臟的話……腎臟病
累積在骨骼的話……骨質疏鬆

另外也會造成腦中風、心肌梗塞、糖尿病、阿茲海默症、癌症等疾病的發病。

這些都是加速老化的食品！

調理的溫度愈高，愈容易增加AGE

前述已經說明AGE是造成老化的原因（參照第三十頁），不過，哪些食品的AGE含量最高呢？簡單來說，經過烘焙、含醣量高的食品，AGE含量都不低，例如麵包、蛋糕、鬆餅等。另外，以吐司為例，吐司皮比白色部分烤得更焦，AGE的含量也更多。所以，白吐司烤過後，AGE會明顯增加。

如同上述，即使是同樣的食品，AGE的含量會隨著調理方式的改變而有不同。基本上「生食」的含量最少，接著依照「水煮」「蒸」「烤」「炸」的順序逐漸增加。請各位記得，AGE含量的增加與調理溫度成正比，換言之，調理的溫度愈高，AGE也愈多。

了解這一點後，想必各位不難發現，我們的日常生活中充斥著各種高AGE食品。重點是，從食品攝取的AGE有多少會殘留在體內呢？絕大多數的AGE在消化時會被分解，但根據估計，大約有百分之十會被身體吸收，其中有百分之零點六至零點七會長期殘留於體內。

或許有人覺得這只是微不足道的殘留量，但請別忘了，AGE除了不容易排出體外，而且一天有三餐，長期累積下來的量也是相當可觀。不論選擇哪一種食材，請各位儘量自己下廚，而且盡可能選擇低溫烹調的方式。

高AGE食品

含醣量高的食品與油炸食品

格子鬆餅　鬆餅　洋芋片　薯條

高溫調理的食品

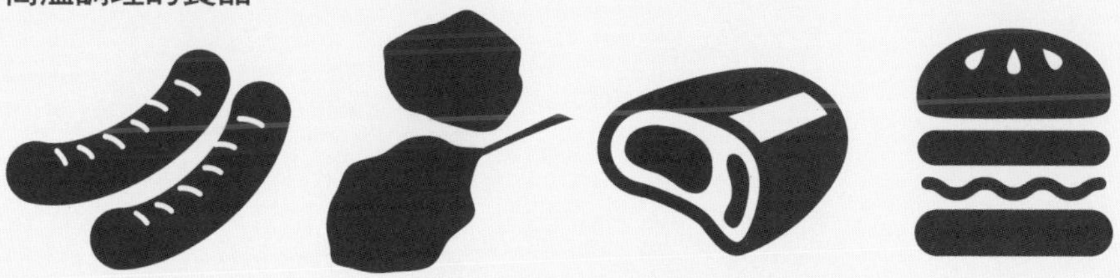

香腸　雞塊　烤牛肉　漢堡

即使是同樣的食品，AGE含量會因調理方式而改變

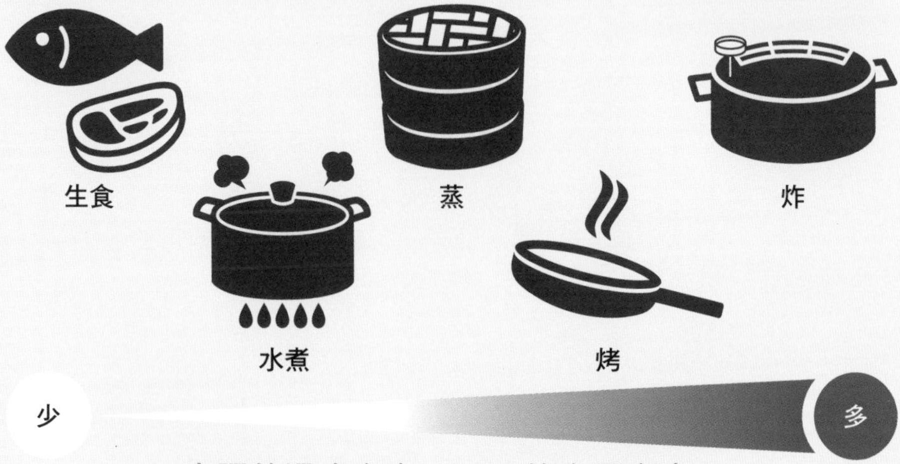

烹調的溫度愈高，AGE的含量愈多！

「不攝取糖分，腦部會無法運作」的說法並不正確

腦的能量來源並不是只有醣類

吃甜食時，抱持「因為腦部運作時需要糖」想法的人不在少數，不過這個想法並不正確。不僅是腦，身體的能量來源確實也是葡萄糖。但人的身體原本就具備當葡萄糖不足時，會燃燒脂肪當作能量來源的機制，而且那個時候所產生的「酮體」，也可以當作腦部的能量來源使用。

換句話說，**只要擁有葡萄糖和酮體這兩個能量來源，就不必擔心腦部會營養匱乏。**醣類對人來說是重要的營養素，所以人天生吃了糖就會覺得幸福。但是如果為了滿足慾望而攝取過量的醣類，除了導致血糖激烈變動，腦部的運作也會變得遲鈍，降低工作或讀書效率。

或許有些人覺得甜食有提振精神的效果，其實**這只是血糖急速上升後，腦部分泌的多巴胺和血清素讓人暫時變得「心情好」。**但是沒多久血糖又變得過低，或者陷入又想吃甜食的惡性循環。特別要注意的是，液體糖容易讓血糖值在短時間出現劇烈變動。為了使血糖維持穩定，請各位對甜食的攝取要適可而止。

葡萄糖不足時會產生酮體

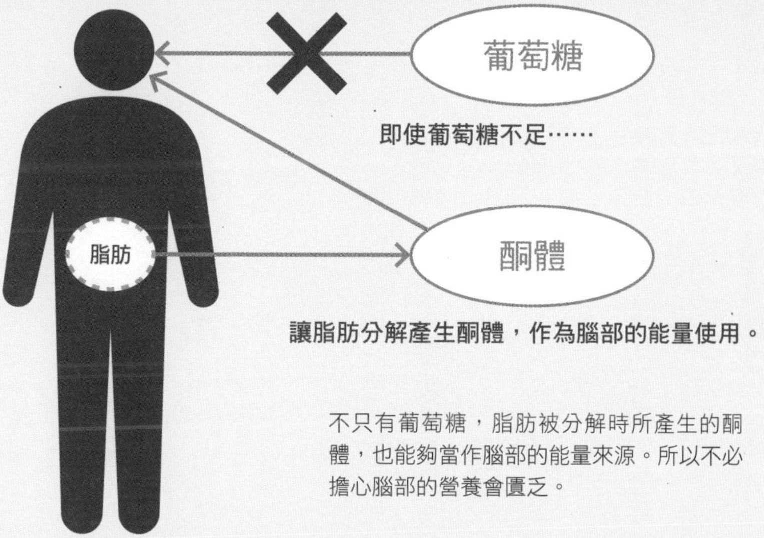
葡萄糖
即使葡萄糖不足……
脂肪
酮體
讓脂肪分解產生酮體，作為腦部的能量使用。

不只有葡萄糖，脂肪被分解時所產生的酮體，也能夠當作腦部的能量來源。所以不必擔心腦部的營養會匱乏。

血糖激烈變動的人和血糖穩定的人之間的差異

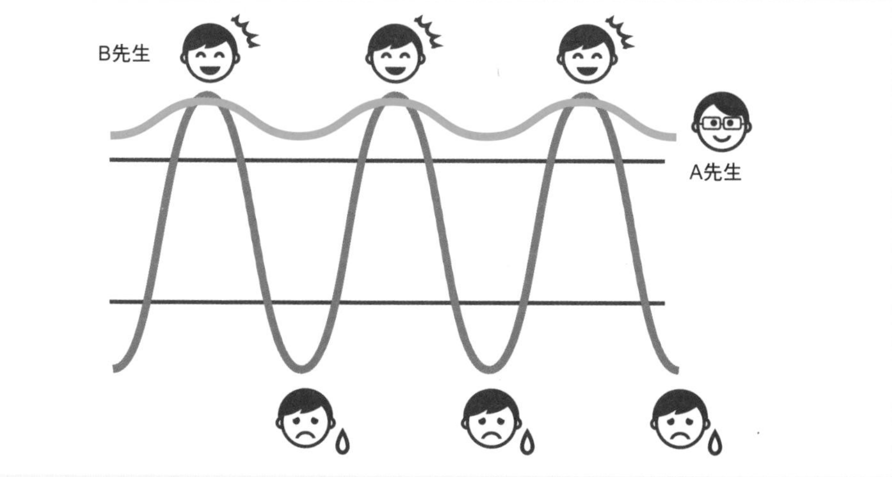
B先生
A先生

相較於血糖激烈變動的B先生，血糖保持穩定的A先生，腦部的運作會更順利。

能量來源ATP的產生機制

從醣類取得能量的機制

接下來，為各位說明身體活動時需要的能量所產生的機制。

我們在三餐中攝取的醣類，進入體內後會被分解為葡萄糖。與氧氣產生反應後，產生了水、二氧化碳和「ATP」（三磷酸腺苷）。ATP是提供身體活動所需的能量來源。為了生存，我們人類天生被設定為以醣做為寶貴的能量來源，這也是為什麼我們的身體對醣會產生渴望。在糧食匱乏的年代，能夠迅速轉為能量供身體使用的砂糖，甚至在醫生口中有「治百病的萬靈丹」之稱。

不過今非昔比，隨著生活變得富裕，我們的生活已經充斥著各種含醣食物。如果不懂得節制，想吃就吃，多餘的醣類就會以脂肪的型態囤積體內，造成肥胖。

另一方面，如果限制醣類的攝取，造成葡萄糖不足，身體就會以肝醣和脂肪彌補。相較於肝醣是先分解為葡萄糖再使用，脂肪則是透過「β氧化」作用，直接燃燒當作能量使用。這就是為什麼脂肪能被消耗、體重可以減輕的理由。

從葡萄糖和氧氣製造ATP

基本機制

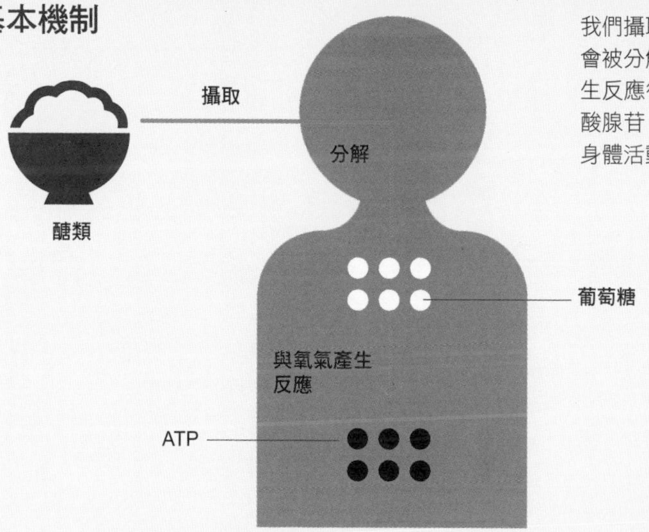

我們攝取的醣類，進入體內後會被分解為葡萄糖，與氧氣產生反應後，製造出ATP（三磷酸腺苷）。ATP能夠作為提供身體活動所需的能量。

如果攝取過多的醣類……

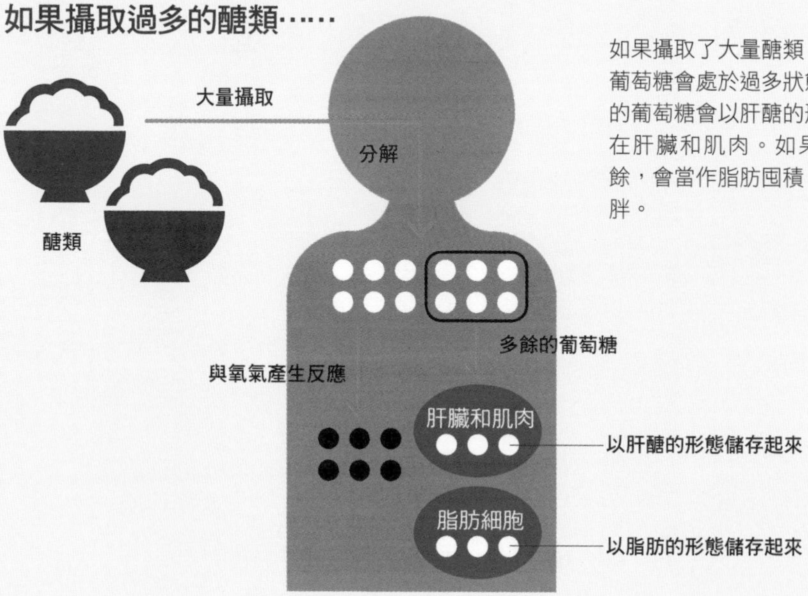

如果攝取了大量醣類，體內的葡萄糖會處於過多狀態。多餘的葡萄糖會以肝醣的形態儲存在肝臟和肌肉。如果還有剩餘，會當作脂肪囤積，造成肥胖。

壓力是導致腸內菌叢失衡的原因

壓力也會造成高血糖

讓人意外的是，當我們在列舉導致血糖上升的原因時，常常會漏掉壓力一項。現代人每天承受著種種壓力，卻很容易忽略如果累積了過多的壓力，對身體會造成各種負面的影響。

當我們感覺有壓力時，第一個變化是會分泌腎上腺素，使我們處於激動狀態。這只是暫時性的變化，本身問題不大，但如果長期處於壓力過大的狀態，腎上腺分泌的就不是腎上腺素，而是皮質醇。一旦承受的壓力大到超出負荷，接著會造成免疫力下降，連帶促使罹患各種疾病的機率增加。另外，目前也已經證實，血糖也會受到壓力的波及，過度上升。血糖過高容易導致肥胖，所以說壓力是肥胖和糖尿病的元凶也不為過。

除此之外，壓力也是腸內環境惡化的原因之一。存在於腸內的細菌超過一千種，當好菌與壞菌的比例失衡，可能會造成全身的各種疾病。壓力的增加，只會使壞菌變得愈來愈多，甚至引起左頁介紹的「腸漏症」。這種症狀是腸黏膜穿孔，導致老舊廢物產生的毒素進入體內。這也是壓力造成的弊害之一，所以請及早正視壓力問題，以免對身體帶來更大的危害。

壓力和皮質醇

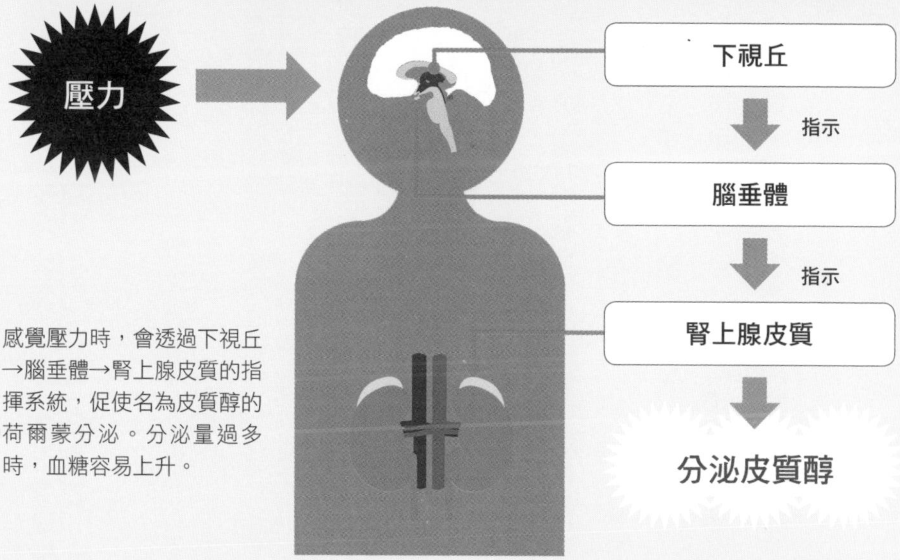

感覺壓力時，會透過下視丘→腦垂體→腎上腺皮質的指揮系統，促使名為皮質醇的荷爾蒙分泌。分泌量過多時，血糖容易上升。

何謂腸漏症？

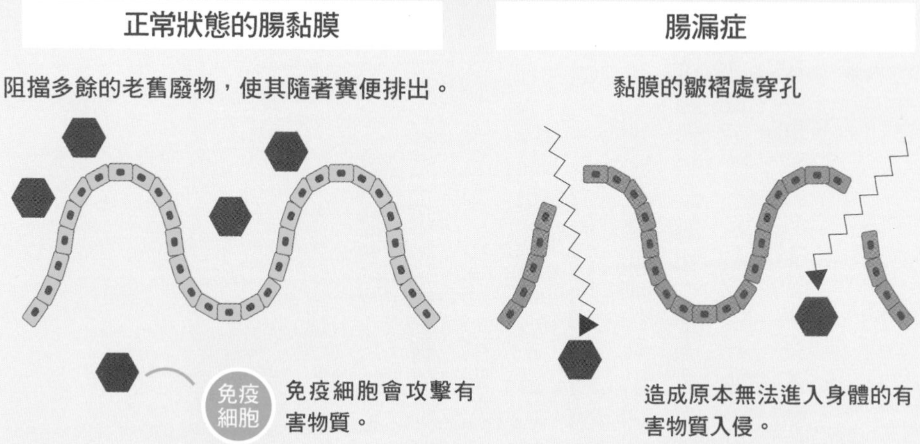

這是腸內菌叢失衡時所產生的症狀之一。腸膜穿孔會造成有害物質入侵體內，引起克隆氏症、食物過敏、風溼性關節炎等。

選擇碳水化合物的注意事項

單就醣類的觀點而言，沒有太大的差別

屬於碳水化合物的食品種類非常多。日本人常吃的白米飯、吐司、烏龍麵等都屬於顏色潔白的「精製碳水化合物」；另外，糙米、雜糧米等顏色偏黑的穀物則屬於「未精製碳水化合物」。左頁為各位整理了這兩大類的代表性食品。

為了改善味道和外觀，白色碳水化合物大多屬於精製食品。相較之下，黑色碳水化合物的加工度較低，和精製碳水化合物相比，維生素、礦物質、膳食纖維等營養素的含量更多。

單純就醣類的攝取量而言，如果兩者的分量相同，表示醣類的攝取量相同，就血糖變化的觀點而言，兩者沒有太大的差異。

另外，各位在挑選麵包時，最好把握幾個原則。麵包在製造過程中，大多會添加砂糖和其他添加物；其中有人指出在發酵階段，為了讓酵母菌順利發揮作用所添加的「酵母活化劑（Yeast Food）」具有致癌的毒性。所以在討論醣類的多寡之前，從添加物的觀點來看，我不建議各位購買市售的麵包。如果要吃麵包，最好選擇沒有添加物，以天然酵母發酵的全麥麵包。至於保存期限長到不可思議的麵包，少吃為宜。

精製醣類和未精製醣類

精製醣類　　未精製醣類

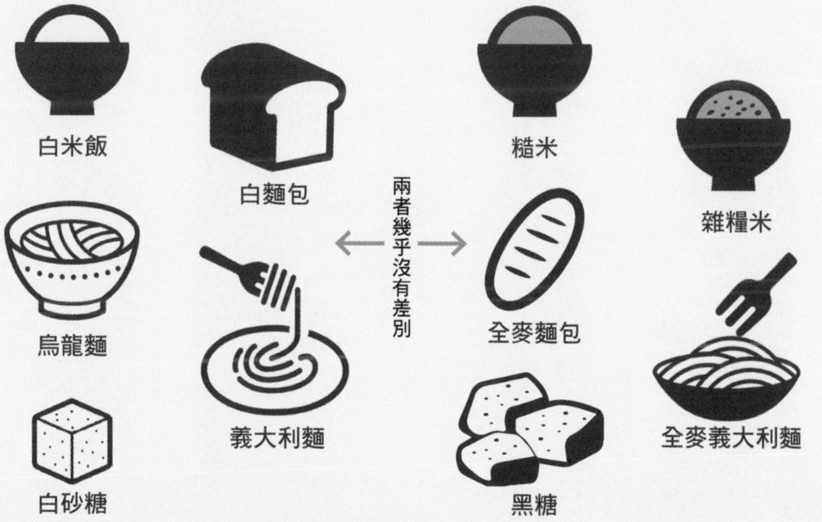
白米飯
白麵包
烏龍麵
義大利麵
白砂糖
兩者幾乎沒有差別
糙米
雜糧米
全麥麵包
全麥義大利麵
黑糖

碳水化合物大致分為顏色偏白的高度精製品和顏色偏黑的未精製品兩類。後者的優勢是礦物質等營養含量較高，但就攝取醣類的觀點而言，兩者並沒有差別。

要吃就要選擇以天然酵母製作的全麥麵包！

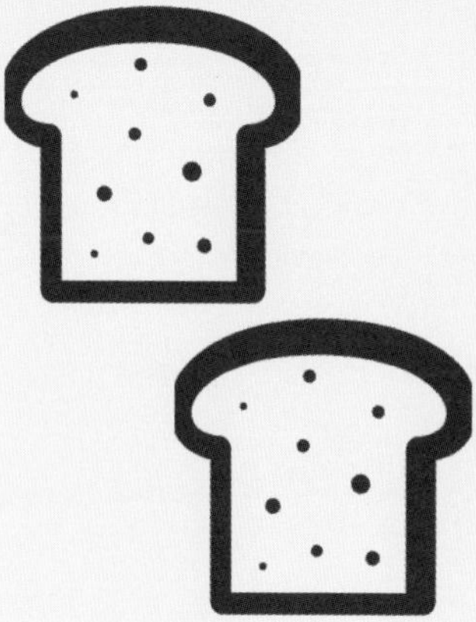

①天然酵母為什麼比較好

以天然酵母代替有致癌性的酵母活化劑所發酵的麵包，吃起來更安心。

②全麥麵粉為什麼比較好

和一般的白麵包相比，全麥麵包的維生素、礦物質、膳食纖維等營養含量更高。

水果最容易讓人發胖

葡萄糖和果糖的性質差異

說到醣類，或許有人以為米飯和麵包等主食，和水果等甜食，應該分屬於不一樣的種類。事實上，這兩者不僅種類不同，特徵也不一樣。

我們吃下米飯和麵包等主食後，會在體內分解成葡萄糖，作為身體活動所需的能量來源。相較之下，水果所含的醣，以果糖為大宗。葡萄糖比果糖更容易成為能量來源，所以體內的葡萄糖最早被消耗。相對地，果糖不會立刻被消耗，而是以脂肪的型態囤積儲存。換句話說，果糖是直接造成肥胖的醣類。雖然水果有益健康的形象長久以來已深植人心，但其實它是非常容易發胖的食物。

順帶一提，葡萄糖和果糖在醣類中都是分子最小的醣，稱為「單醣類」。除了單醣，另外還有由兩個單醣集合而成的「雙醣」、由許多單醣聚集而成的「多醣」。醣類的特徵是，分子愈小愈容易被身體吸收。只要一吃單醣類和雙醣類，血糖會立刻上升，但多醣類需要較多的時間消化，所以在所有醣類之中，使血糖上升的步調較為和緩。砂糖是葡萄糖和果糖的組合，就血糖的觀點而言，算是最不理想的糖。

何謂單醣類、雙醣類、多醣類

單醣類（分子最小的醣）

葡萄糖（Glucose）	在體內當作能量來源的醣類。攝取的主食最後會成為這個型態。
果糖（Fructose）	甜度最高，容易溶解於水。含於水果等食物。
半乳糖（Galactose）	類似葡萄糖的糖。含於乳製品和口香糖等食物。

雙醣類（由兩個單醣組成）

蔗糖（Sucrose）	葡萄糖+果糖。砂糖的主要成分。
乳糖（Lactose）	葡萄糖+半乳糖。含於牛奶和奶製品中。
麥芽糖（Maltose）	葡萄糖+葡萄糖。用於製造糖果和冰淇淋。

多醣類（由許多單醣組成）

澱粉	由多數葡萄糖集合而成。含於稻米、玉米、根莖類蔬菜等。
纖維素	由多數葡萄糖集合而成。含於膳食纖維，難溶於水。
肝醣	由多數葡萄糖集合而成。在體內合成，當作能量來源被儲存。

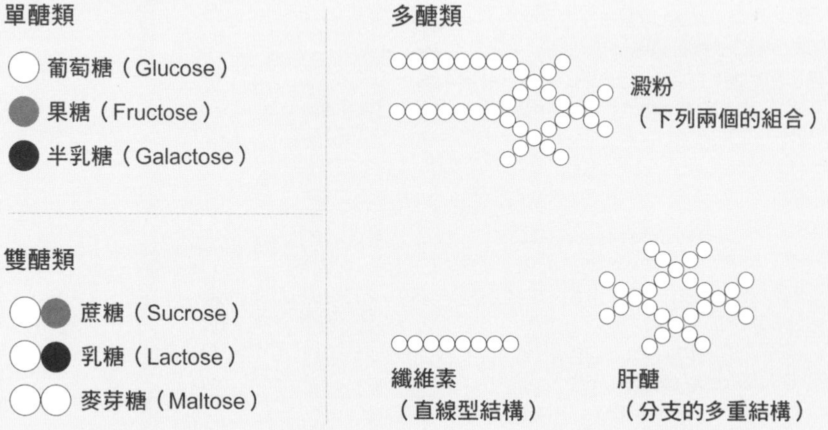

碳水化合物攝取過量會提高死亡風險!?

由醫學雜誌發表的震撼真相

二〇一七年醫學雜誌《柳葉刀》發表了有關碳水化合物攝取過量所造成何種風險的研究論文，在全世界引起了廣泛的討論。這份研究以全世界十八個國家、總計約十三萬五千人為對象，耗費十年的時間，調查飲食內容的比例，與死亡和生活習慣之間的關係。和之前同樣的研究相比，這份研究最引人注意之處是檢證對象除了歐美，也擴大到亞洲、中東、非洲等飲食文化各有不同的許多國家。

下頁的表格，引用的是部分的研究成果。為了透過實驗證實理論的正確與否，實驗首先以碳水化合物、脂質、蛋白質的攝取比例為基準，從攝取比例的高到低，把實驗對象分為五組，比較各組的平均值。根據這份研究的結論，碳水化合物攝取量愈多的小組，死亡率愈高。從左上的表格，我們可以看出，如果碳水化合物的攝取量超過百分之六十，死亡率便會急速上升。

相反地，脂肪攝取量愈低的，死亡率反而愈高，腦中風發生的機率也愈高。換言之，攝取大量的脂肪，對身體比較安全。不過，脂肪攝取量低的小組，因為攝取了大量的碳水化合物，所以死亡率的增加，有可能受到這點的影響。無論如何，碳水化合物攝取比例過高的飲食生活，對生命會造成威脅是不爭的事實。

根據醫學雜誌《柳葉刀》的研究結果……

■碳水化合物的攝取量以及對健康的影響

組別	碳水化合物的攝取量	死亡率	腦中風的發生率
1	46.4%	4.1%	1.4%
2	54.6%	4.2%	1.6%
3	60.8%	4.5%	1.8%
4	67.7%	4.9%	2.4%
5	77.2%	7.2%	2.7%

■脂質的攝取量以及對健康的影響

組別	脂質的攝取量	死亡率	腦中風的發生率
1	10.6%	6.7%	3.0%
2	18.0%	5.1%	2.3%
3	24.2%	4.6%	1.6%
4	29.1%	4.3%	1.6%
5	35.3%	4.1%	1.3%

※ 引用醫學雜誌《柳葉刀》網路版（2017年8月29日發行）

■蛋白質的攝取量以及對健康的影響

組別	蛋白質的攝取量	死亡率	腦中風的發生率
1	10.8%	8.5%	1.8%
2	13.1%	5.4%	2.2%
3	15.0%	3.7%	2.4%
4	16.9%	3.2%	2.1%
5	19.7%	3.6%	1.6%

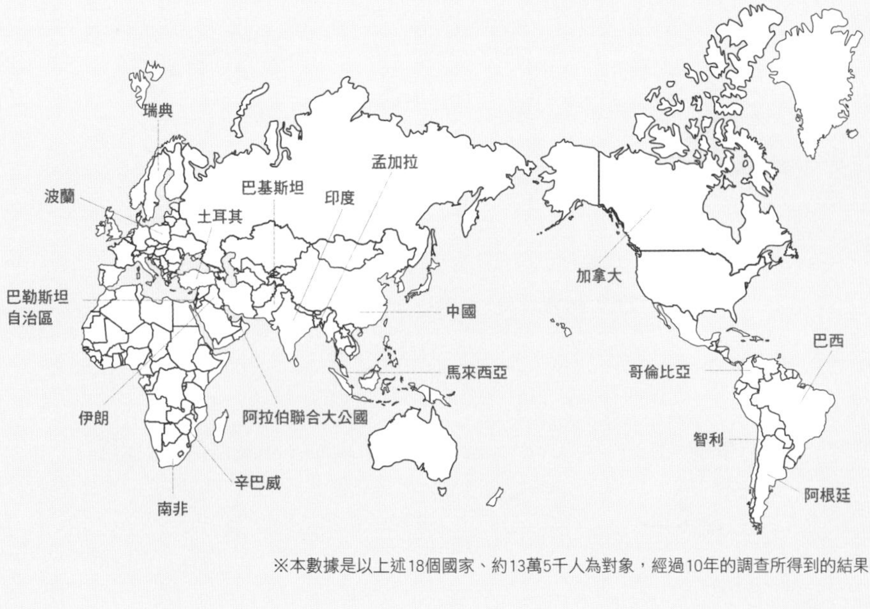

※本數據是以上述18個國家、約13萬5千人為對象，經過10年的調查所得到的結果。

專欄

該選哪一種？

外食的時候，我們吃下的醣類量，依照選擇的餐點內容而異。以下為各位介紹在外面吃午餐時，該怎麼選更健康。

選擇醣類少的種類！

牛排vs蕎麥涼麵

牛排是肉，蛋白質的含量很高，而蕎麥涼麵則是含有大量的碳水化合物。所以前者的醣類比後者低得多。但是牛排醬的醬汁有些含糖量很高，記得謹慎挑選。

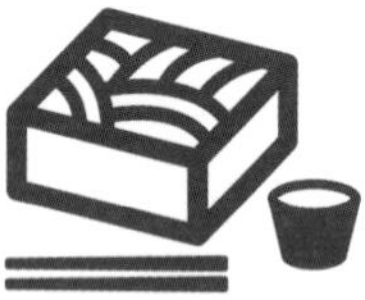

嫩煎鮭魚vs日式拿坡里義大利麵

日式拿坡里義大利麵是麵食，原本就是高醣類食品。調味清淡、醣類含量低的嫩煎鮭魚無疑是更好的選擇。如果非吃義大利麵不可，建議選擇加了大量橄欖油清炒的香蒜辣椒義大利麵。

天婦羅vs炒青菜

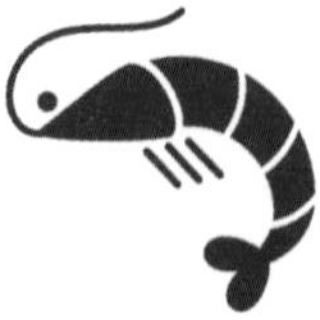

天婦羅的麵衣添加了含醣類高的麵粉，再加上有時也會出現蓮藕和地瓜等食材，整體而言都是高醣類。炒青菜的含醣量低，更值得推薦。

第2章

醣類與健康的關係

醣類攝取過量是「糖尿病」最根本的原因

必各位不難理解因醣類攝取過量和運動不足等生活習慣所引發糖尿病的人多到可怕了。

因攝取了醣類後，使血糖上升時，胰臟便會分泌出胰島素，讓血糖下降。但如果攝取的醣類分量多到超出胰臟的負荷，終究會造成胰島素無法正常分泌，控制血糖維持正常。若是沒有及早改善這樣的狀況，演變成糖尿病只是遲早的問題。

如果糖尿病尚未發病，藉由限制醣類的攝取，確實有機會恢復成原本健康的狀態，但一旦患病就無法挽回了。為了避免陷入這樣的狀況，請各位平常就要克制醣類的攝取，認清保持血糖維持正常的重要性。

限制醣類的攝取也能預防糖尿病

限制醣類攝取的目的，並不僅是為了減重，同時也能預防糖尿病。糖尿病儼然已是現在的「國民病」；根據日本二〇一六年的國民健康、營養調查，估算「非常可能罹患糖尿病的人」和「無法否認有可能罹患糖尿病的人」合計人數據說超過二千萬人。換言之，在日本每六個人當中，就有一個人是糖尿病的後備軍。

如左頁所示，糖尿病分為「第一型」和「第二型」，而有九成患者都屬於因生活習慣而發病的第二型糖尿病。從這個數字來看，想

第一型糖尿病和第二型糖尿病

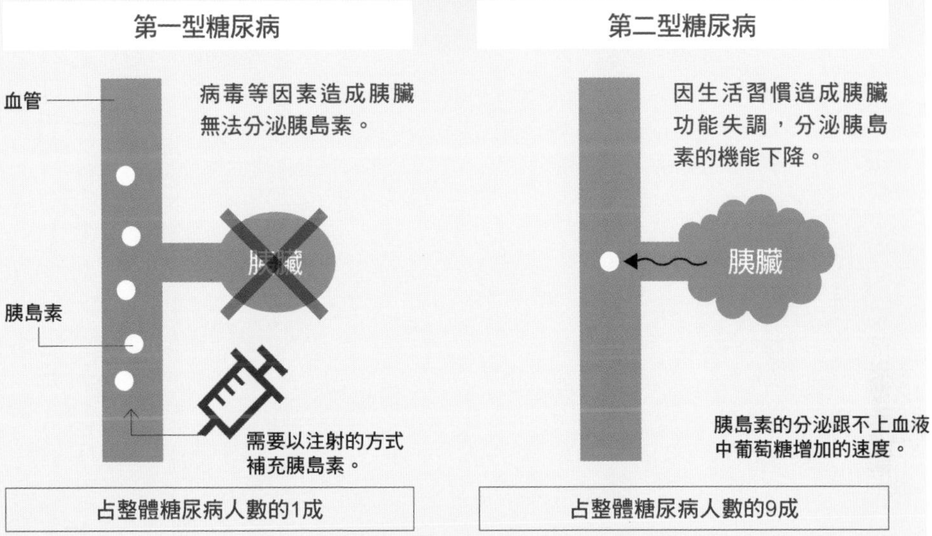

日本糖尿病人數的變化

糖尿病患者與糖尿病後備軍的人數合計約2千萬人。另外，有數據顯示，從1955年到2002年之間，糖尿病患者增加了31.5倍，由此看出改善生活習慣的迫切性。

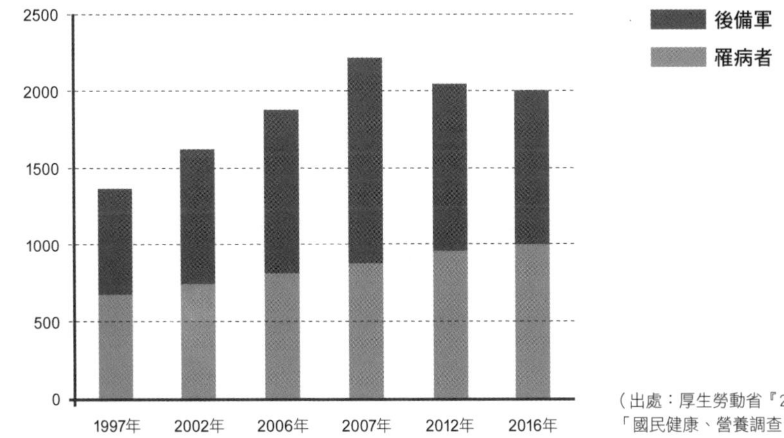

（出處：厚生勞動省『2016年「國民健康、營養調查」』）

何謂容易罹患各種疾病的狀態

糖尿病可怕的不是疾病本身，而是各種併發症

接著繼續說明因醣類攝取過量等生活習慣不良所誘發的糖尿病。判斷是否罹患糖尿病的基準，如左頁所示。不過，就算自己的血糖值已經超標，但是缺乏自覺症狀，所以很多人對自己已罹患糖尿病渾然不覺。有鑑於此，只要看到健診報告出現「疑似有糖尿病」，就應該立即向糖尿病專科醫師求診，接受精密的檢查。

一旦確診為糖尿病，身體就無法恢復健全的狀態，即使只是攝取了少許醣類，血糖也會急速上升。雖然只要限制醣類的攝取，血糖就能維持正常，但這只是代表血糖在當下保持正常，並不代表糖尿病已經痊癒。

糖尿病本身並不是嚴重到足以致死的疾病，其最大的問題在於容易誘發各種疾病。糖尿病的三大併發症，包括糖尿病腎病變、糖尿病視網膜病變、糖尿病神經病變，想必各位都不陌生吧？另外，罹患癌症、心肌梗塞、腦中風、失智症、骨質疏鬆、牙周病的機率也會提高。因此，有數據顯示和非糖尿病患者相比，糖尿病患者的平均壽命短了十年也就不足為奇了。總而言之，一旦罹患糖尿病，就必須比其他人更努力預防上述疾病。

糖尿病的診斷基準

- 空腹時的血糖值超過126。
- 糖耐力測試的2小時後，血糖值超過200。
- 在沒有外力干擾的情況下，血糖值超過200。
- 糖化血色素超過6.5。

只要有一項符合，就確診為糖尿病。

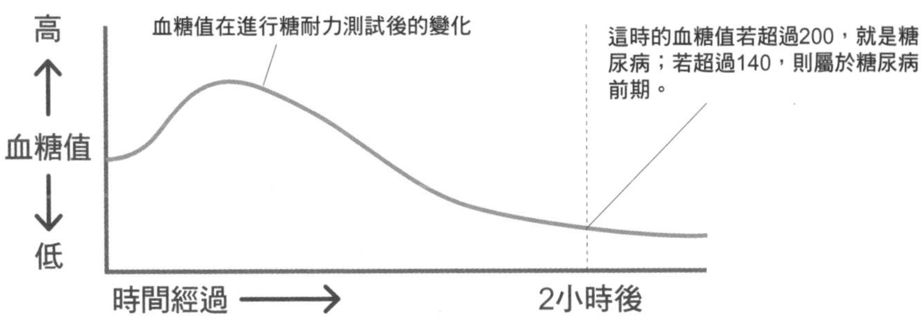
高
血糖值
低
血糖值在進行糖耐力測試後的變化
這時的血糖值若超過200，就是糖尿病；若超過140，則屬於糖尿病前期。
時間經過
2小時後

糖尿病的三大併發症

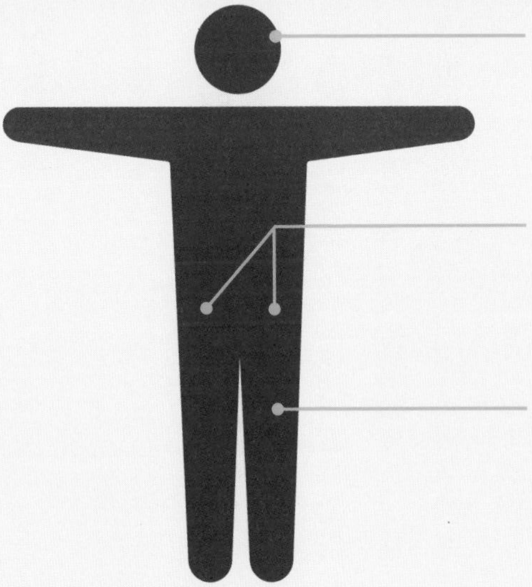

糖尿病視網膜病變

位於眼底的微血管出血，引起視網膜剝離的症狀。最嚴重的情況是導致失明。

糖尿病腎病變

腎臟的微血管破裂或出現破洞，造成過濾體內老舊廢物的功能出現障礙。

糖尿病神經病變

手腳的末梢神經出現病變的症狀。受傷了也感覺不到疼痛，最嚴重的情況可能需要截肢。

AGE招致的最危險症狀

糖尿病腎病變是最危險的併發症

在糖尿病引起的各種併發症中，最可怕的是糖尿病腎病變。此疾病是因為腎臟機能減退，造成體內的老舊廢物無法被過濾。糖尿病腎病變如果一再惡化，最後將需要洗腎。洗腎就是利用機器過濾老舊廢物，一次耗時約四個小時，每週三次，而且終身都不能間斷。應該不難想像，一旦需要洗腎，對工作和生活會造成何等不便吧。

糖尿病腎病變的發病原因是體內的葡萄糖與蛋白質結合而成的AGE。腎臟有一層像咖啡濾紙的薄膜，用來過濾尿液，但隨著糖尿病的惡化，AGE會黏附在這層過濾膜，引起發炎。繼續惡化的話，膜會穿孔，導致血中的蛋白質流至尿液。

AGE的棘手之處是殘留在體內的時間很長，經過十年、二十年都不會排出體外。只要攝取醣類過量，導致血液中的葡萄糖增加，AGE就會在體內不斷囤積。AGE在體內囤積，並不會立刻出現明顯的症狀，但累積十年、二十年下來，最後會引發糖尿病腎病變。必須注意的是，如果等到罹患糖尿病，才來想辦法避免AGE囤積體內，已經為時已晚。各位必須從平時就要對醣類的攝取懂得節制，切勿過度攝取，這樣一來，即使真的確診為糖尿病，也不會輕易誘發糖尿病腎病變。

AGE是罹患糖尿病腎病變的原因

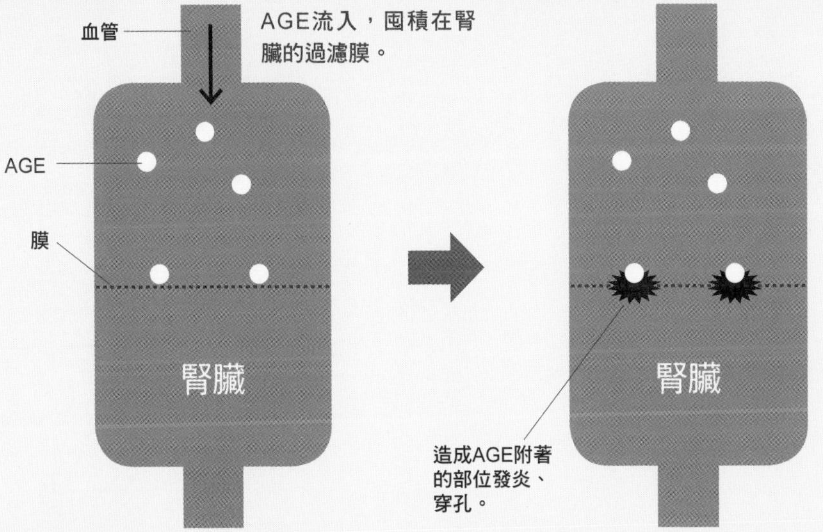
血管
AGE流入，囤積在腎
臟的過濾膜。
AGE
膜
腎臟
腎臟
造成AGE附著
的部位發炎、
穿孔。

一旦演變成糖尿病腎病變……

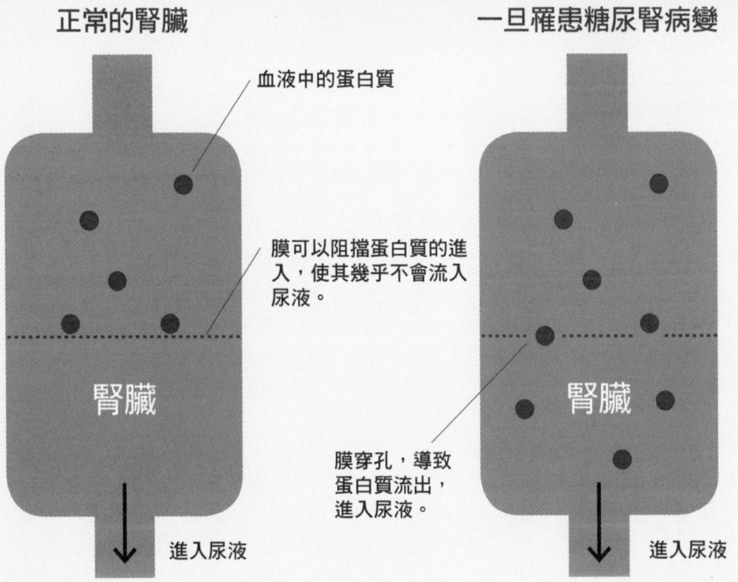
正常的腎臟
一旦罹患糖尿腎病變
血液中的蛋白質
膜可以阻擋蛋白質的進
入，使其幾乎不會流入
尿液。
腎臟
腎臟
膜穿孔，導致
蛋白質流出，
進入尿液。
進入尿液
進入尿液

尿蛋白是判斷糖尿病腎病變的指標

測量滲漏在尿液中的尿蛋白含量

為了避免糖尿病最可怕的併發症，也就是糖尿病腎病變發病，最重要的是檢查腎臟狀態。而**檢測「尿蛋白」的數值就是其中最重要的指標**。

所謂的尿蛋白檢驗，就是檢測蛋白質之一的白蛋白，滲透於尿液中的濃度。正常人的數值介於0至五（mg／gCr、以下省略）的低濃度，但罹患糖尿病腎病變的人，含量會呈現指數性成長，數值高於十八。如果持續惡化，使數值不斷上升到超過六千，就必須洗腎了。

另外，能夠進行尿蛋白檢測的醫生相當有限，大多數的患者都只做了「血清肌酸酐」的檢測。所謂的血清肌酸酐檢查，就是測定因腎臟無法正常過濾，導致殘留於血液中的肌酸酐濃度。但是，當這個數值出現異常，表示已經惡化到尿蛋白值超過三千的嚴重情況，所以如果只靠血清肌酸酐把關，有可能會造成後悔莫及的情況發生。

尿蛋白一旦超過三百，若沒有及時控制，快的話只要兩年就會達到六千，短時間內就會從可控制演變成失控狀態。意思就是，**確診為糖尿病的人，只要定期接受尿蛋白的檢驗，及早接受治療，就能避免病情繼續惡化。**

尿蛋白的變化

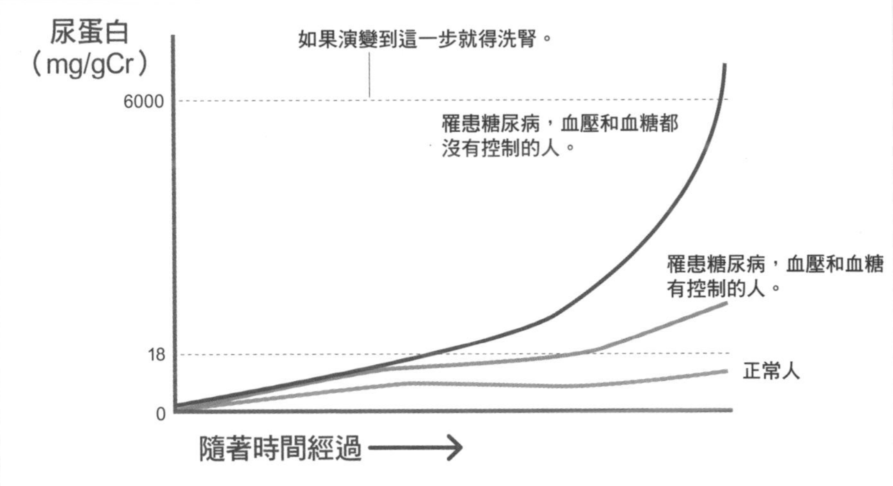
尿蛋白
(mg/gCr)
如果演變到這一步就得洗腎。
6000
罹患糖尿病，血壓和血糖都
沒有控制的人。
罹患糖尿病，血壓和血糖
有控制的人。
18
正常人
0
隨著時間經過

何謂血清肌酸酐

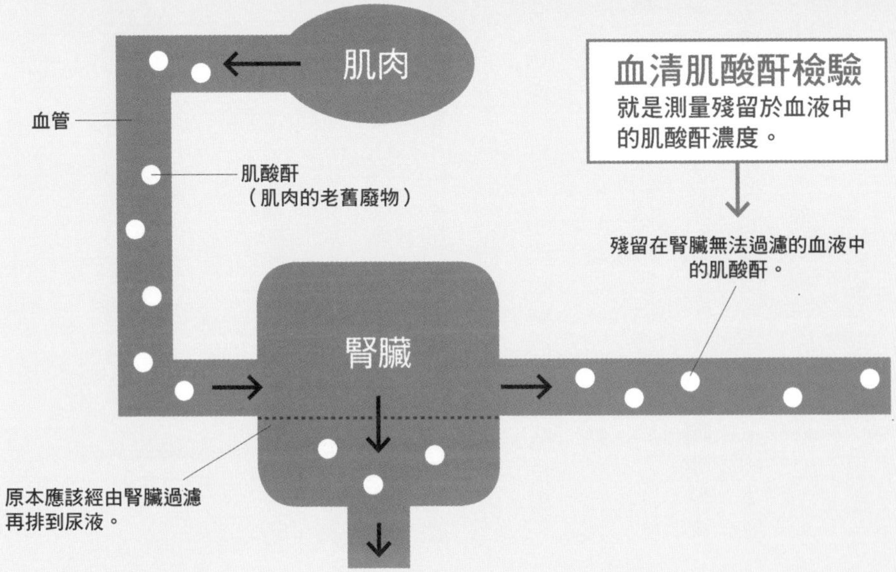
肌肉
血管
肌酸酐
（肌肉的老舊廢物）
腎臟
原本應該經由腎臟過濾
再排到尿液。
血清肌酸酐檢驗
就是測量殘留於血液中
的肌酸酐濃度。
殘留在腎臟無法過濾的血液中
的肌酸酐。

已經罹患糖尿病再限制醣類攝取有用嗎？

血糖過高也會加速糖尿病腎病變的發病，所以從控制血糖的角度來說，限制醣類的攝取確實有其必要。如果血糖居高不下，只會造成AGE不斷在體內累積，除了糖尿病腎病變，也容易誘發糖尿病視網膜病變和糖尿病神經病變。

值得注意的是，即使血糖目前保持正常，但過去因為血糖過高，造成AGE囤積，所以還是難以抑制糖尿病腎病變的發作，一旦演變到這個地步，最後唯一的辦法是仰賴藥物治療。所以，對現在的血糖值斤斤計較，似乎無太大的助益。也就是說，等到確診為糖尿病才開始限制醣類的攝取，確實意義不大。最重要的是持續保持正常的血糖，以免糖尿病上身。

血壓和血糖值的重要性

糖尿病腎病變雖然是糖尿病的併發症，但並不是一旦確診為糖尿病就立刻發病。其發病的快慢因人而異，快的話幾年之內，慢的話甚至可延後二十年。簡單來說，發病的早晚取決於血壓和血糖的控制好壞。

其中又以血壓特別重要。因為血壓高會促使腎臟的狀況惡化，而腎臟惡化更會加速血壓上升。一旦陷入這樣的惡性循環，糖尿病腎病變很快就會發病。相反地，只要把血壓控制在正常範圍，就能抑制或延緩糖尿病腎病變的發作時間。

腎臟機能和血壓會互相影響

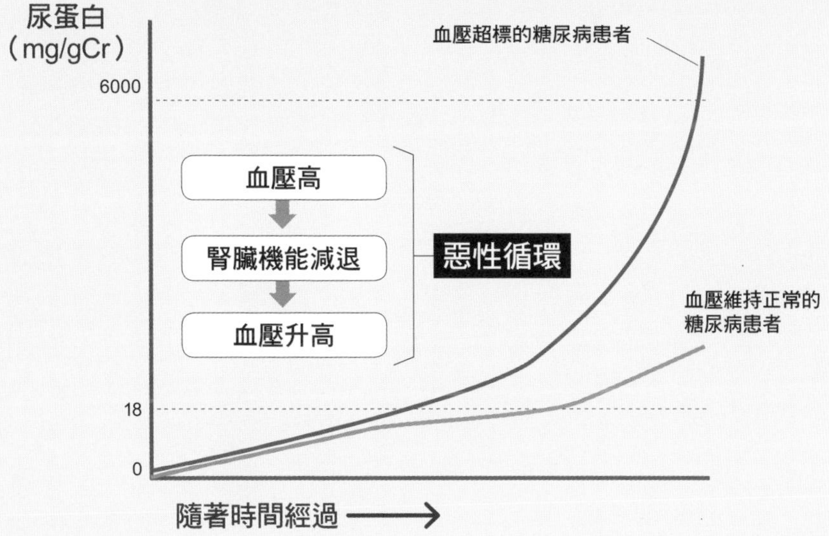

不僅限於現在的血糖值，連過去的血糖值也具影響力

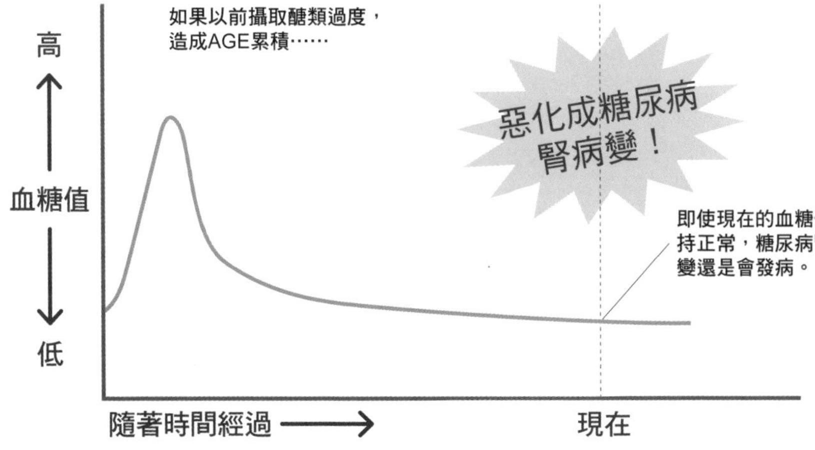
即使現在的血糖值維
持正常，糖尿病腎病

找不到原因的身體不適症狀

焦慮和容易疲倦的原因是什麼呢？

各位當中不曉得有沒有人總覺得「心浮氣躁」「動不動就覺得累」。雖然不是嚴重的疾病，但有些人受到年齡增長和天氣變化等因素影響，身體會出現各種不適。不過，原因也可能是「反應性低血糖」。

一般而言，當血糖上升時，胰臟就會分泌出胰島素，促使血糖下降。當然，胰島素的分泌量和血糖成正比，血糖愈高，分泌的也愈多。但是，如果常喝含糖飲料等習慣不改，胰臟會逐漸衰弱，導致分泌胰島素的功能失調。簡單來說，意即胰島素的分泌，來不及應付血糖的上升，導致大量的胰島素在血糖不斷攀升之後分泌，引起血糖過度下降的現象，這就是所謂的「反應性低血糖」。

「反應性低血糖」常見於嗜喝含糖飲料的人，在美國尤其普遍。除了前述的心浮氣躁和容易疲勞，還會出現失眠、心悸、發睏、注意力無法集中、做事提不起勁、想吐等症狀。因為症狀多元，對診斷低血糖不夠有經驗的醫師，很可能誤判為憂鬱症和自律神經失調。因此，一旦出現上述症狀，我建議各位首先要做的是檢視自己平常的飲食內容。

正常的血糖值與胰島素的關係

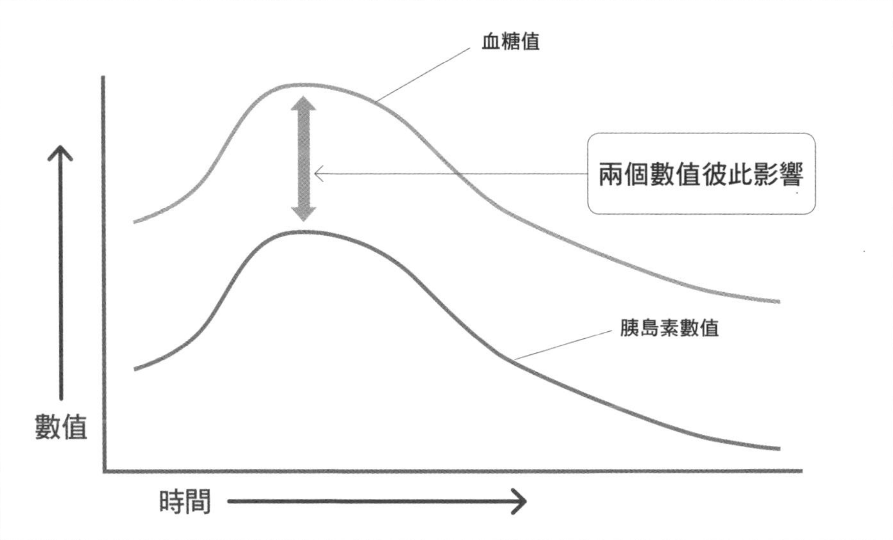

反應性低血糖的狀況下，血糖值與胰島素值的關係

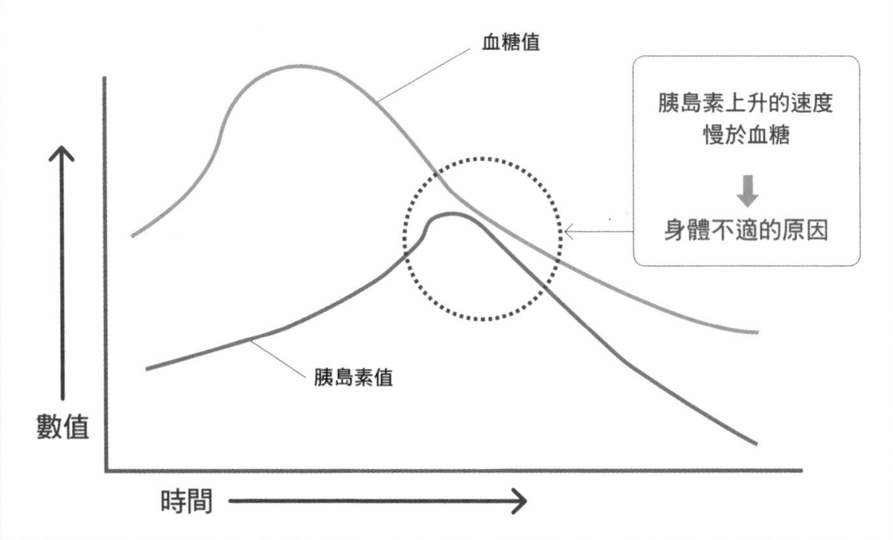

減重不能過度

過度減重也會帶來風險

攝取過量的醣類不但會造成肥胖，也會成為糖尿病等生活習慣病的元凶，所以限制醣類的攝取非常重要。不過，若是對減重產生過度的狂熱，一心只想著「只要節食就能減輕體重」「節食可以讓血糖下降」，卻反而可能會因為「瘦過頭」對身體造成各種危害。

體重降低太多會引起貧血和甲狀腺機能低落，白血球也容易減少，造成免疫力下降。另外，低血糖也會使葡萄糖無法送至腦部，據說會提高失智症發作的風險。如同上述，體重減輕太多會提高各種風險，使身體陷入危險狀態。

限制醣類攝取，對以往試過各種方式，卻還是無法順利減輕體重的人而言，確實是有效的瘦身法。因為人人見效，導致有些人甚至產生了「攝取醣類很可怕」的想法。限制醣類的攝取原本是為了健康，但如果瘦過頭，反而有害身體，得不償失。

換言之，體重過重或過輕對身體都有害無益。為了瘦身而嚴格限制醣類的攝取，之後會引起身體嚴重的反彈，所以建議各位執行上偶爾要放寬標準，不要把自己逼得太緊。

因為限制醣類的攝取而瘦身過度……

一般都是以醣類為能量來源

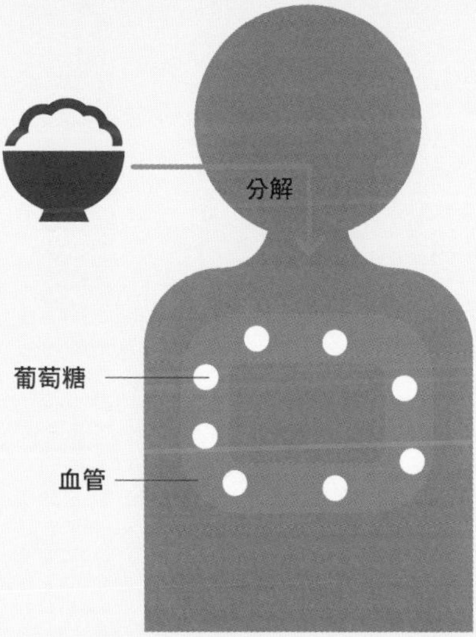

醣類被分解為葡萄糖，成為能量來源。

限制醣類攝取……

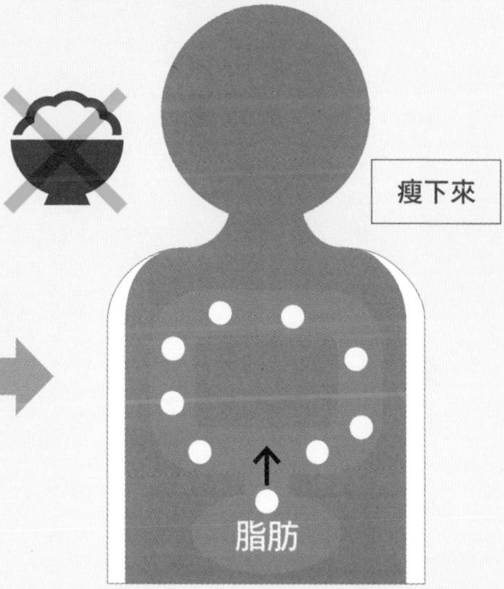

脂肪被分解成為能量的供應源。

瘦到連脂肪都消耗殆盡的話……

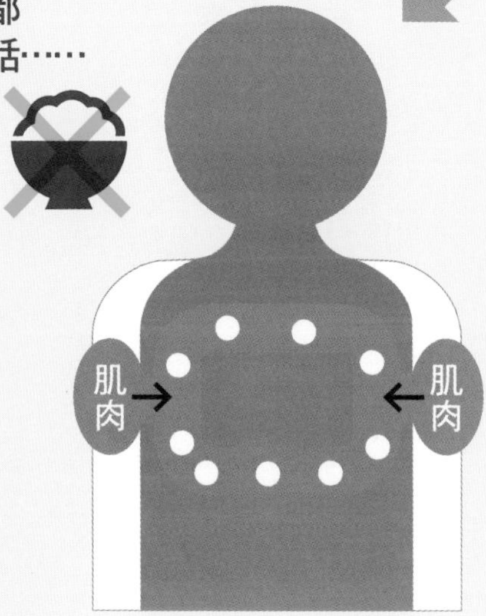

瘦身過度！

- 頭暈目眩
- 容易疲勞
- 貧血
- 甲狀腺機能低下
- 白血球減少導致免疫力下降

導致各種症狀產生！

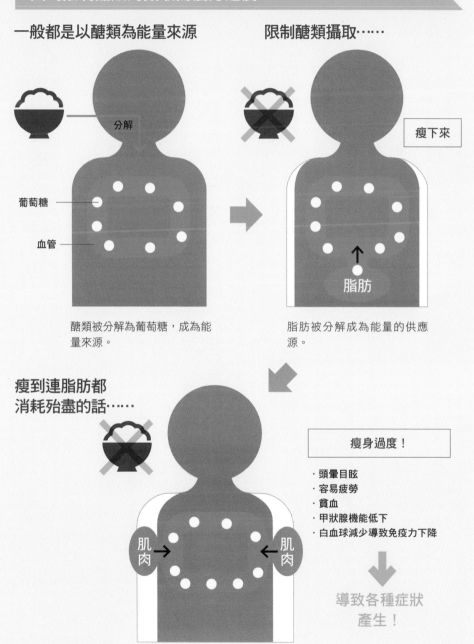

不建議補充蛋白質飲品

過量攝取人工合成蛋白質很危險

如果降低醣類的攝取，就要大量攝取蛋白質和脂質，但我不建議各位從市售的蛋白質飲品，補充大量的人造蛋白質。蛋白質分解後，除了胺基酸，也會產生尿素氮等代謝產物。這些代謝產物在腎臟過濾後，會隨著尿液排出體外。也就是說，攝取的蛋白質愈多，對腎臟會造成愈沉重的負擔。腎臟在超出負荷的情況下會逐漸衰弱，最後造成無法彌補的重大損傷。

如果只是從日常的食品攝取蛋白質，就無需擔心攝取過量。因為肉類和魚類等食材的蛋白質含量都是可掌握的數字，只要攝取到某個程度，自然可以隨時喊停「不要再吃了」。

比較讓人擔心的是人造的合成蛋白質和胺基酸等市售產品。相較於天然食品，這些產品的蛋白質含量高到不可思議，但人體無法處理這些不自然的物質。有些人為了促進肌肉成長，習慣飲用蛋白質飲品，或是為了消除疲勞而攝取胺基酸。但是，因為長期飲用上述飲品，導致腎臟機能惡化的情況也曾經發生。使用人工蛋白質就能輕鬆得到健康的想法可能導致反效果，請各位務必當心。

蛋白質的分解會加重腎臟的負擔

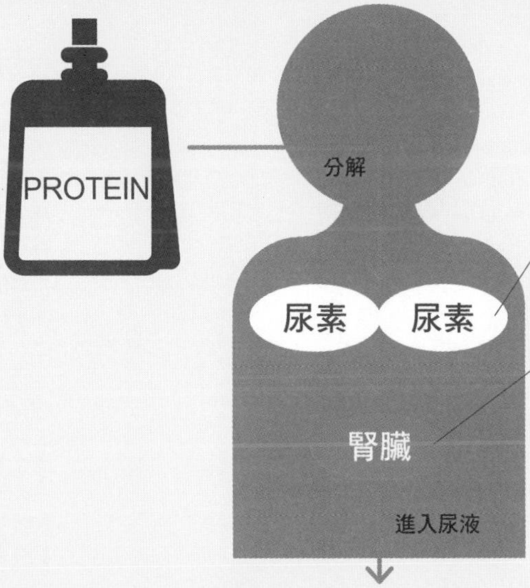

分解蛋白質的時候，會產生氮和尿素等毒素。

這些毒素經腎臟過濾後隨著尿液排出體外。

攝取蛋白質飲品等
造成蛋白質過量，
只會提高腎臟的負擔！

一般食品不在此限，但人造蛋白質需要特別小心！

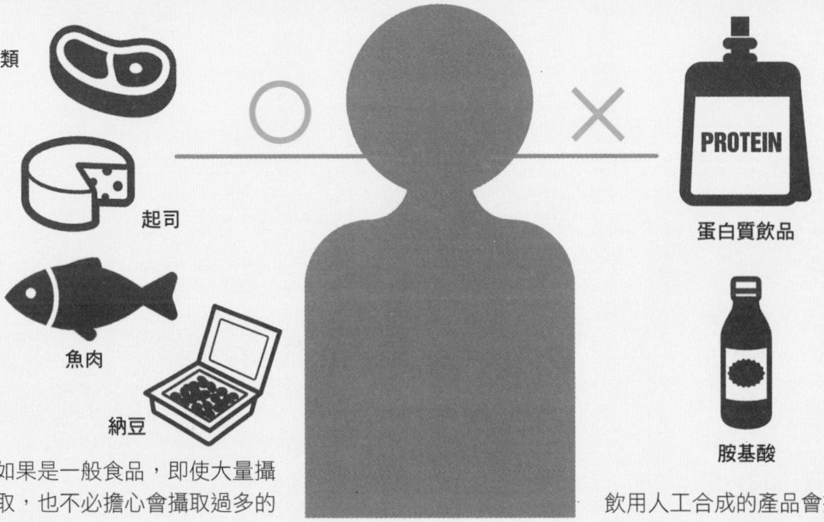

如果是一般食品，即使大量攝取，也不必擔心會攝取過多的蛋白質。

飲用人工合成的產品會攝取大量蛋白質，所以NG。

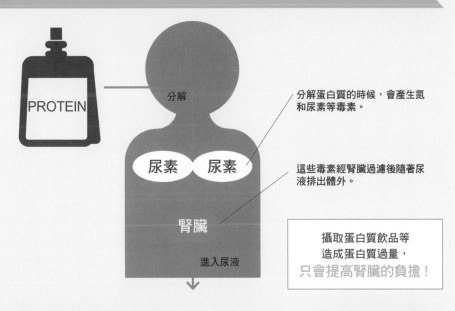

靠藥物可以控制血糖

多餘的葡萄糖會隨著尿液一起排出體外

一旦罹患糖尿病，即使只攝取了少量醣類，血糖依舊會急速上升。對糖尿病患者而言，如何控制血糖是重要的課題之一。事實上，**有一種藥物堪稱劃時代的發明，可以有效抑制血糖上升**。這種藥物的名稱是**「SGLT2抑制劑」**。

SGLT2抑制劑的作用是，只要血液中的葡萄糖增加，就能把多餘的糖分隨著尿液排出體外。所以，只要服用此藥物，即使攝取了醣類，血糖也不會有太大的變動。雖然所謂的糖尿病是多餘的糖分進入尿液，但此藥物的效果在於增加更多的糖分進入尿液中，藉以降低血液中的葡萄糖濃度。SGLT2是一種在葡萄糖從尿液排出之前，會將之再度吸收的蛋白質。而所謂的SGLT2抑制劑，就是抑制SGLT2的作用，使葡萄糖能夠進入尿液的藥物。

這種藥物的優點是只會排出多餘的糖分，絕不會讓身體陷入血糖過低的狀態。至於血糖值時常忽高忽低的「不穩定型糖尿病」患者，特徵是即使注射了胰島素，也限制了飲食內容，血糖還是照樣劇烈變動，突然上升又突然下降。但是使用SGLT2抑制劑，**就能避免血糖急速上升**。

SGLT2的作用

SGLT =「鈉依賴型葡萄糖共同運輸蛋白」，是蛋白質的一種。存在於身體的各個部位，其中的SGLT2存在於腎臟腎小管近端。

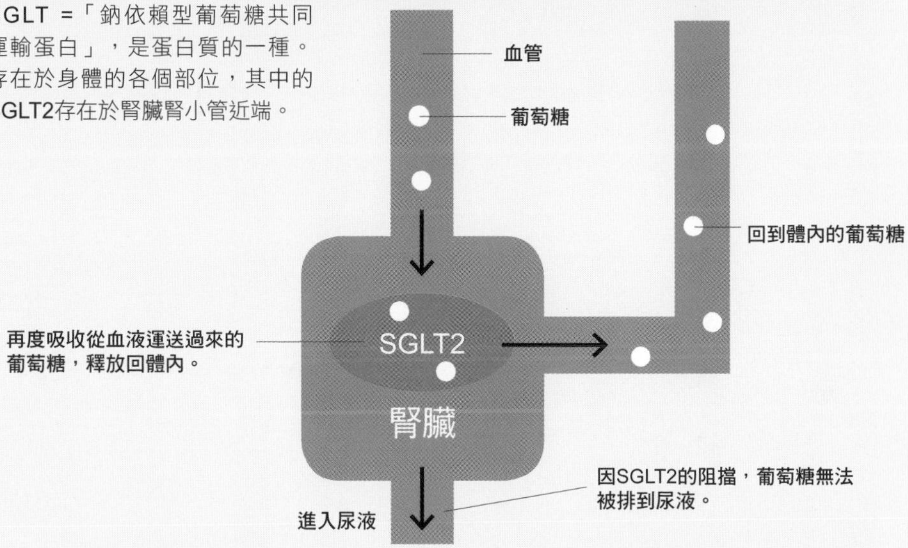
血管
葡萄糖
回到體內的葡萄糖
再度吸收從血液運送過來的
葡萄糖，釋放回體內。
SGLT2
腎臟
因SGLT2的阻擋，葡萄糖無法
被排到尿液。
進入尿液

讓糖尿病患者服用SGLT2抑制劑後……

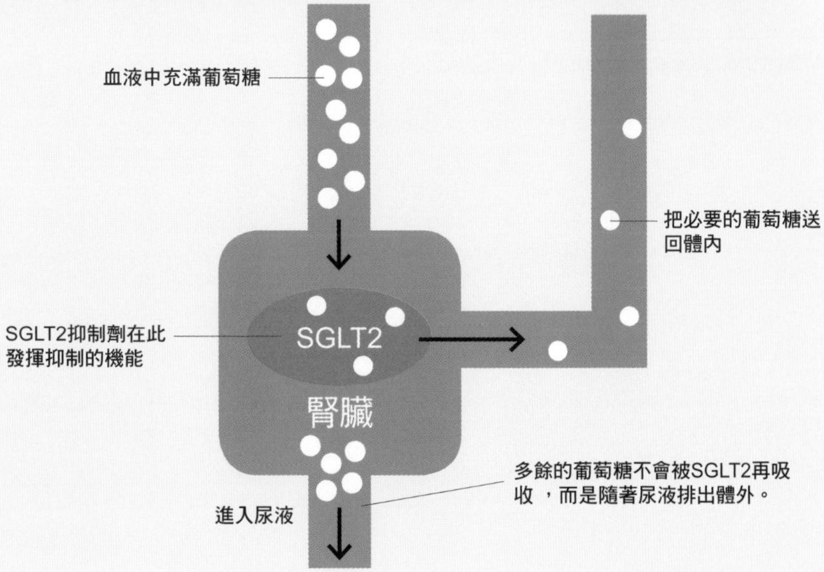
血液中充滿葡萄糖
把必要的葡萄糖送
回體內
SGLT2抑制劑在此
發揮抑制的機能
SGLT2
腎臟
多餘的葡萄糖不會被SGLT2再吸
收 ，而是隨著尿液排出體外。
進入尿液

罐裝的含糖飲料對身體有百害而無一益

過度攝取含糖量高的飲料，造成糖尿病發病的青少年有增無減（寶特瓶症候群）。不單是日本，這點在全世界都是不可忽視的嚴重問題。

對小朋友和年輕人的危害特別「大」

罐裝含糖飲料的優點是想補充水分的時候隨時買得到，所以不論男女老少，經常可見人手一瓶。但是，養成長期飲用的習慣，可能會釀成嚴重的後果。

為了避免中暑，有時候醫生會建議患者補充運動飲料。有一位曾聽過醫師建議，只要快中暑就補充運動飲料的女性，也如法炮製，天天準備一點五至二公升的運動飲料，讓結束社團活動的兒子回到家後，飲用長達一年以上。沒想到兒子有一天昏倒了，經診斷後才發現他已罹患了重度糖尿病。不僅限於此案例，因為

有致命危險的糖尿病的可怕之處

時常大量地喝下高含糖量果汁和運動飲料會發生什麼事呢？萬一不幸罹患糖尿病，胰島素無法正常分泌，即使只喝了一瓶含糖飲料，血糖也會急速上升，嚴重者甚至會危及生命。為了紓解脫水症狀和滋潤乾渴的喉嚨，請以不含糖的水或茶作為補充水分的來源。

含糖飲料症候群發作的示意圖

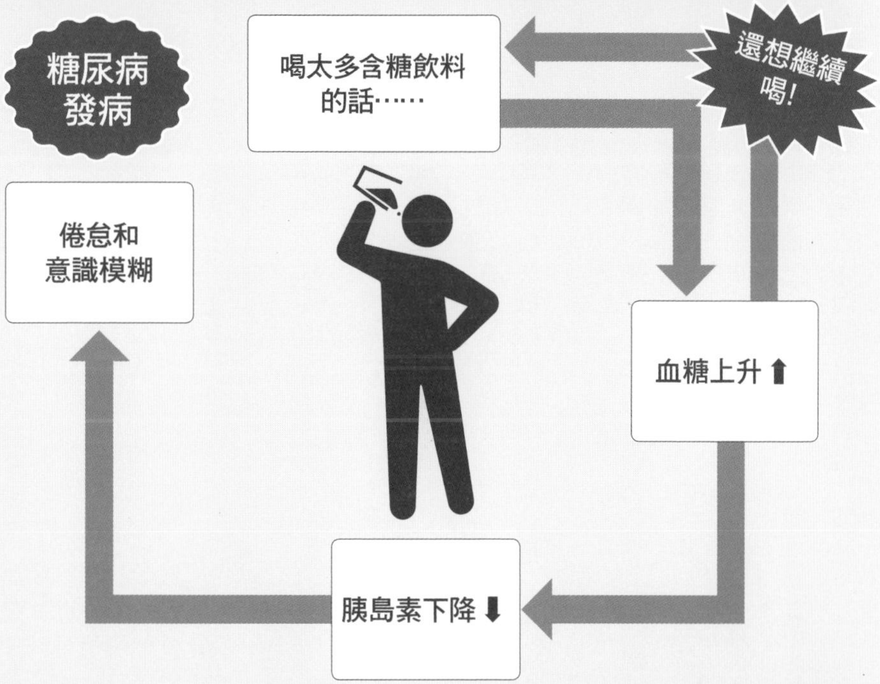

含糖飲料每500ml的含糖量

飲料的種類	糖的分量	換算成方糖的話……
碳酸飲料A	56.5g	約15顆
碳酸飲料B	57.5g	約16顆
碳酸飲料C	50.5g	約13顆
運動飲料A	31.0g	約9顆
運動飲料B	21.0g	約5顆
紅茶類飲料A	35.0g	約10顆
紅茶類飲料B	39.0g	約11顆
咖啡飲料	19.9g	約5顆
乳酸菌飲料	55.5g	約15顆
天然果汁類飲品	55.5g	約15顆

免疫力下降會誘發癌症

錯誤的飲食內容會降低身體的自然治癒力

癌症、糖尿病、心肌梗塞、腦中風、憂鬱症、失智症等，都是使許多現代人飽受其苦的疾病。但是，這些疾病或症狀都是因免疫力下降，也就是身體的自然治癒力降低所引起。說到免疫力為何下降，其中很重要的原因之一是現代人錯誤的飲食生活所致。

前述列舉的疾病和症狀，絕大多數都是醣類攝取過多所引起。雪上加霜的是，現代人的飲食生活，充斥著含有添加物和農藥等「不自然的人工合成物」，導致免疫力無法正常運作。花粉症和異位性皮膚炎，便是免疫力無法正常運作下的原因。

不斷增殖的「壞細胞」

癌症便是這些疾病與症狀的典型例子之一。雖然人體的細胞每過一段時間會經由細胞分裂來新陳代謝，但有時因為致癌性物質的干擾而發生錯誤。所謂的錯誤就是癌症的源頭。

只要免疫機能恢復正常，細胞的基因複製錯誤就能夠得到糾正，身體也可以免於癌症的威脅。但一旦免疫力下降就辦不到了。壞細胞會不斷增殖，逐漸侵蝕我們的身體。**免疫力下降是萬病之源。**為了讓身體的機能保持正常運作，請各位立即改善醣類過多的飲食生活吧。

免疫力是避免疾病發生的屏障

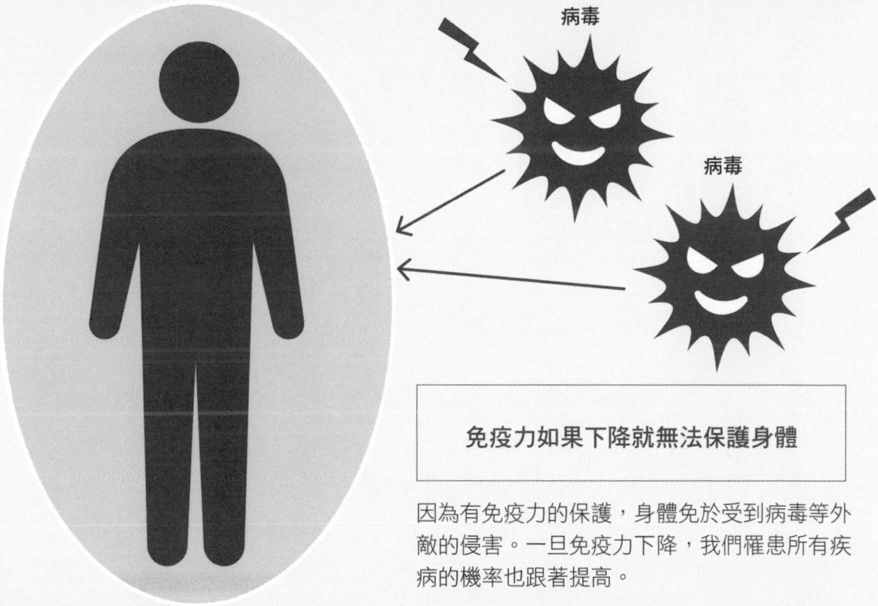

免疫力如果下降就無法保護身體

因為有免疫力的保護，身體免於受到病毒等外敵的侵害。一旦免疫力下降，我們罹患所有疾病的機率也跟著提高。

癌症發病是因為基因的複製錯誤

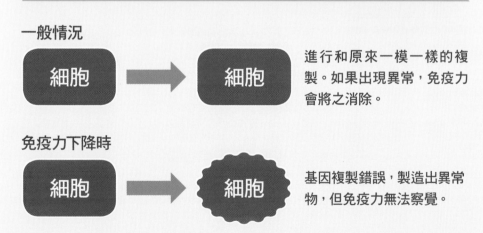

一般情況

進行和原來一模一樣的複製。如果出現異常，免疫力會將之消除。

免疫力下降時

基因複製錯誤，製造出異常物，但免疫力無法察覺。

細胞通常會進行相同的複製，若有錯誤發生，免疫力會將之除去。但是，免疫力一旦下降，檢查的效率便追不上細胞複製的速度，導致錯誤的細胞不斷增殖。

每日蛋類的攝取沒有顆數的限制

「新英格蘭醫學雜誌」報導的研究指出，和限制熱量攝取的減重方式相比，採用限制醣類攝取的減重方式，更可讓低密度膽固醇的數值，相較於高密度膽固醇降得更低。因此採用此種方式減重，反而有助膽固醇比例的調整。另外值得注意的是，八至九成的膽固醇都是在肝臟合成，來自食物的僅有少量。即使從飲食攝取過量，肝臟也會自行調整合成量。所以，即使一次吃了很多顆蛋，對膽固醇的上升也不會有太大的影響。

蛋吃多了會使膽固醇上升是錯的

關心自己健康的人，想必也會在意膽固醇的問題吧。現在還是有很多人遵循「一天最多只能吃一顆蛋」的原則。我想很多人會這麼做，是因為知道「低密度膽固醇（ＬＤＬ）」會促使動脈硬化發生，對健康造成負面影響，而「高密度膽固醇（ＨＤＬ）」則剛好相反，數值愈高愈有助長壽。

問題是，很多人對膽固醇的認知並不正確。例如「若限制醣類的攝取量，多吃肉類和脂質，膽固醇就會增加」的認知，完全是錯誤的觀念。根據二〇一二年由權威性醫學雜誌

對膽固醇建立正確的認知

低密度膽固醇
（LDL）

- 太高會造成動脈硬化=心肌梗塞和腦中風的原因

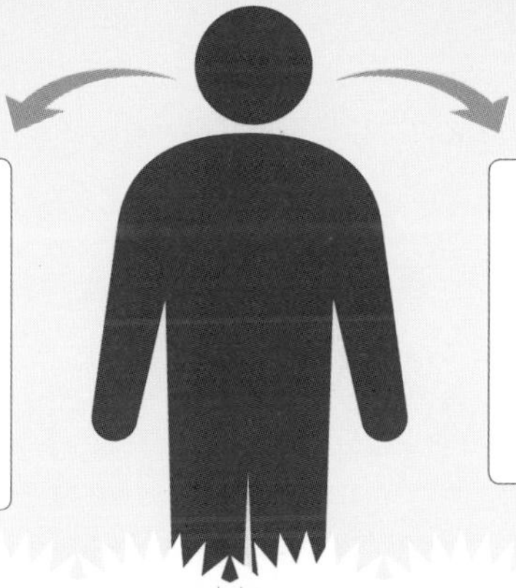

高密度膽固醇
（HDL）

- 防止血液中的膽固醇增加
- 數值愈高的人愈長壽

絕大部分的膽固醇都是由肝臟合成，如果從飲食中攝取過量，肝臟會自行調整合成量。

⇓

吃了也不會有影響！

蛋是接近完美的全營養食物

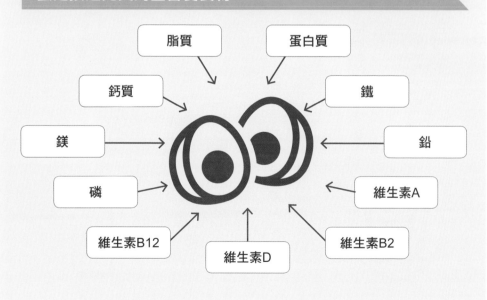

脂質、蛋白質、鈣質、鐵、鎂、鉛、磷、維生素A、維生素B12、維生素D、維生素B2

專欄

該選哪一種？

不論喝酒或吃飯都少不了飲料搭配。接下來為各位介紹選擇飲料時的幾項重點，讓各位享用美食的同時又不會發胖。

要喝飲料就選這個！

啤酒vs葡萄酒

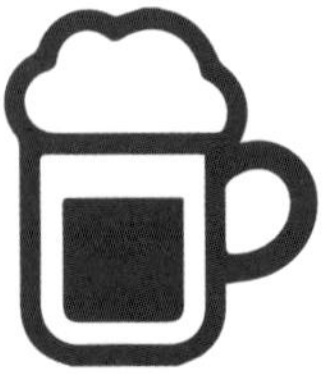

紅酒和白酒都含有少量醣類，但號稱有值得期待的降血糖效果。其中又以不甜的含糖量較低。而啤酒屬於釀造酒，含有大量的糖分，容易飲用過量，需多加節制。

咖啡vs可樂

無糖咖啡的含糖量不高，值得推薦。但如果加了砂糖就不推薦了。可樂喝起來很甜是因為加了大量的糖，不宜飲用。

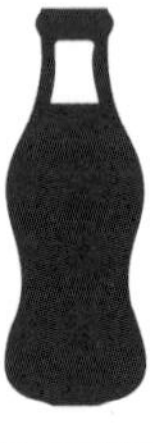

威士忌vs梅酒

相較於梅酒是果糖和砂糖含量都很高的果實酒，威士忌則是蒸餾酒，幾乎不含醣類。如果要稀釋，最好選擇不含糖的氣泡水。

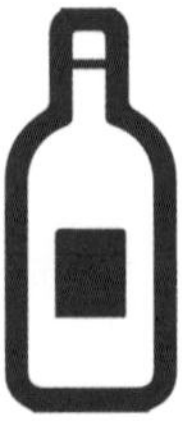

第3章

限制醣類攝取的實踐

「和食很健康」的想法大錯特錯！

米飯吃太多的人與長壽無緣!?

日本料理除了美味，對擺盤裝飾也相當講究，因此在海外也受到很高的評價。尤其在海外，提到和食總給人「健康」的印象，但這是個錯誤的認知。

舉例而言，日本人的主食是米飯。一碗普通飯碗的飯（約一百五十克）的醣類含量，居然高達五十五克。所以，吃很多飯絕對不是健康的事。

事實上，花費三十六年的歲月，造訪日本各地有許多長壽者的村子，以及短命者多的村子，調查其生活型態的東北大學名譽教授近藤正二博士，曾在其著作提到「飯吃得愈多的人愈短命」（《日本的長壽短命村》／Sunroad刊行）。

另外，博士也提到符合下列條件的村子，短命者愈多。包括「只吃魚，不吃蔬菜」「水果吃得很多」「吃太多肉」「攝取過多鹽分」。

以日本傳統的早餐為例，標準菜色包括白飯、味噌湯、醬菜和烤魚。這樣的飲食內容，已包含了醣類和鹽分過高這兩項短命要素。換句話說，和食未必能夠和「養生健康」畫上等號。

日本人的飲食醣類比例偏高

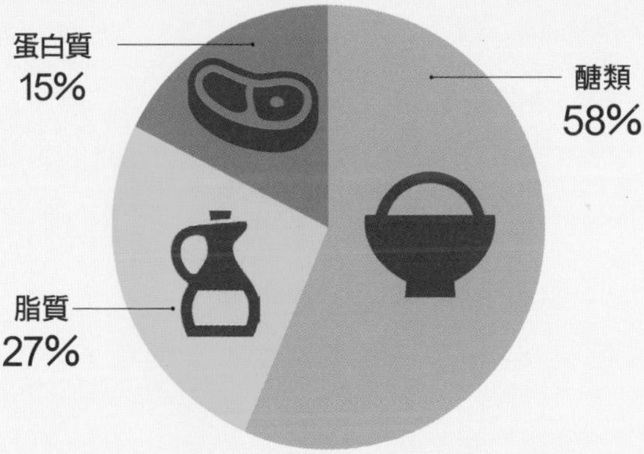

左圖表示的是一般日本人的1天飲食當中，各種營養素的攝取比例。如圖所示，醣類超過一半。原因是為了與肉類、魚肉和蔬菜等配菜做搭配，而攝取了更多的米飯和麵包作為主食。

和食為何不是理想的飲食型態

除了味噌湯和醬菜，烤魚也是以鹽或醬油調味，所以吃和食很容易攝取太多的鹽分。過多的鹽分會毒害身體，和糖一樣，不可攝取過量。

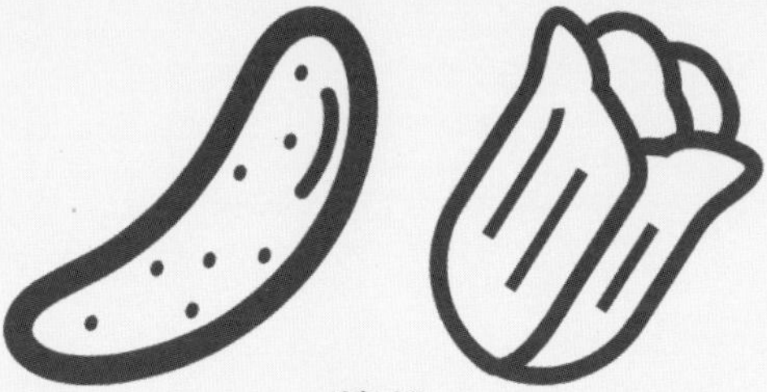

醬菜
※鹽分高

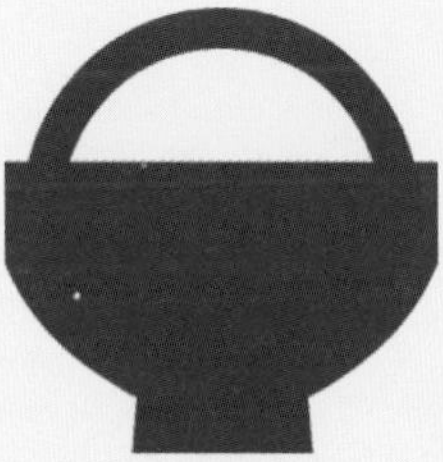

米飯
※高醣類

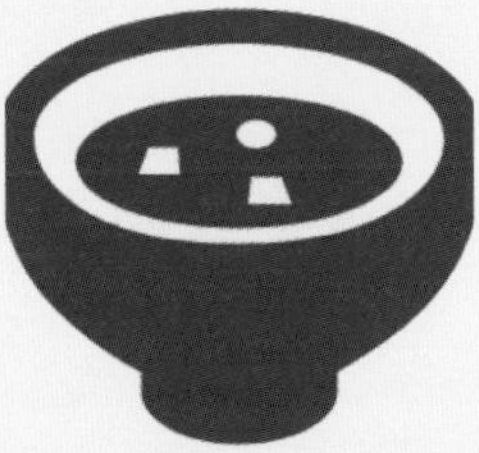

味噌湯
※鹽分高

鹽分攝取過量
↓
血壓上升
↓
腎臟衰弱

多吃肉類和魚肉取代米飯

準備新鮮的食材，簡單調理

為了在日常的飲食生活中，盡可能降低醣類的攝取，最有效的方法就是不吃富含醣類的米飯、麵包和麵條等主食。尤其是晚餐，如果能不吃醣類最好。為了填飽肚子，建議以富含蛋白質的肉類或魚類當作主菜。如果選擇肉類，牛肉、豬肉或雞肉都可以。不過，如果是霜降和牛等以人工方式，特地增加油脂比例的肉類要適可而止。這種肉類吃太多，可能會使膽固醇上升，增加心肌梗塞等心血管疾病的風險。身體可以承受從飲食中攝取部分膽固醇，但請勿過量。

瘦肉和魚貝類要細嚼慢嚥

最好的選擇是沒有多餘脂肪的瘦肉。如果選擇魚貝類，最好選擇鮮度佳的產品簡單料理即可。

另外，吃的時候，記得一口咀嚼三十次。多花一點時間慢慢吃，好讓腦部的滿腹中樞接到「我已經吃飽了」的信號，避免進食過量。不必配合其他人，請依照自己的步調細嚼慢嚥，達到有益健康的目的。

聰明選擇主菜的方法

建議積極攝取的主菜

肉類

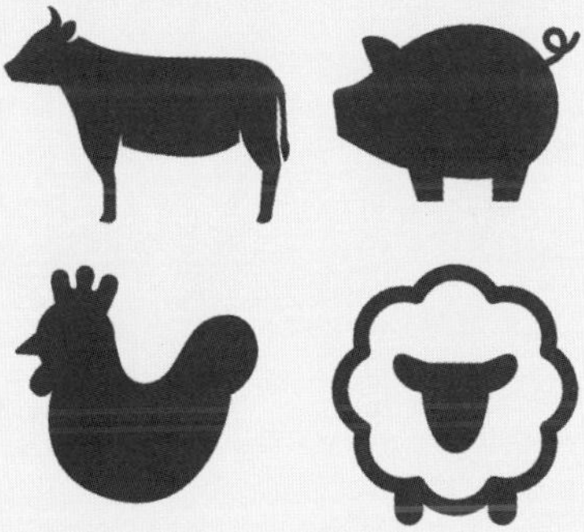

牛肉、豬肉、雞肉、羊肉等非加工的新鮮肉類。

魚類

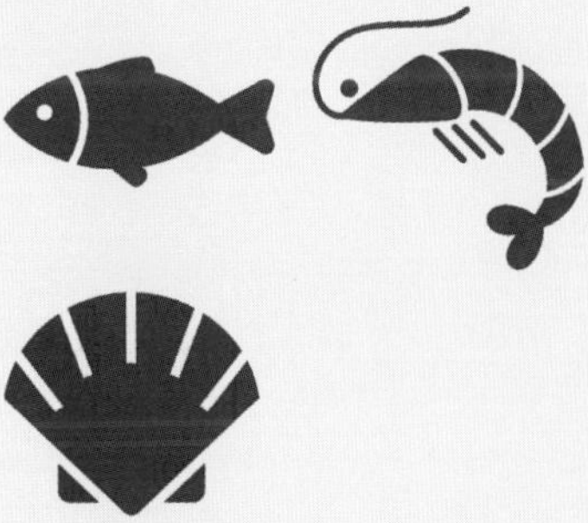

除了魚類，也包括蝦子、螃蟹等甲殼類、貝類等。

不建議的主菜

所有的加工製品

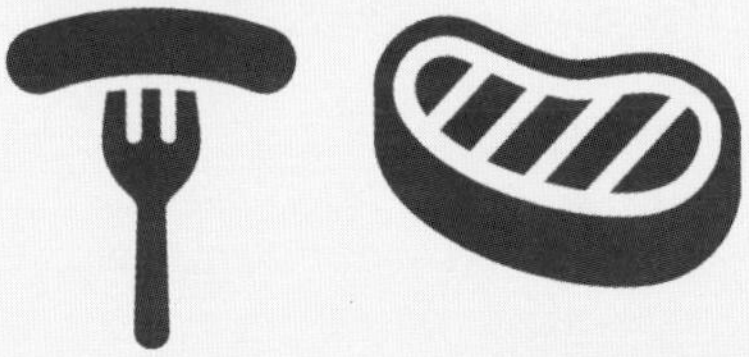

火腿和香腸等加工肉類，含有大量的食品添加物，所以不建議積極攝取。另外，霜降和牛等以人工方式，特地增加油脂比例的肉類如果吃太多，會使膽固醇上升，增加心肌梗塞的風險。

烹調方式也很重要

如果有減醣意識，最好不要過度調味，簡單料理最佳。建議生魚片和汆燙食材。

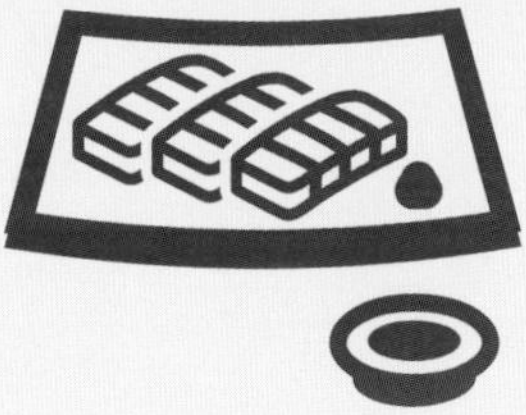

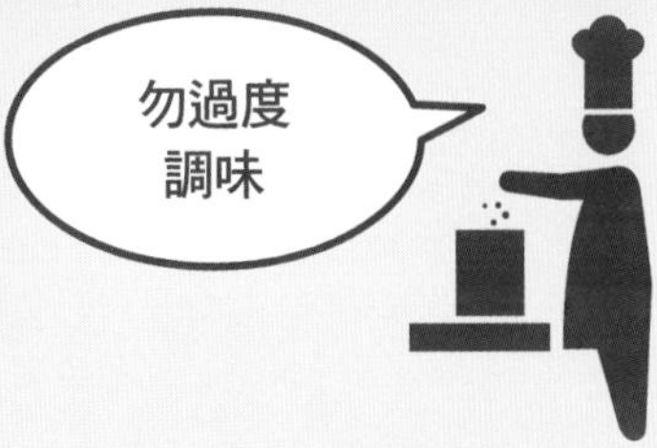

晚餐以零醣為目標

醣類的限制愈接近晚上要愈嚴格！

早中晚的三餐比例以「三比五比二」最理想。白天攝取的醣類，可以藉由忙碌的工作消耗，所以體重增加的風險相對較低。但是，晚餐若攝取了大量醣類，而且吃完沒多久就上床睡覺，沒有機會消耗熱量，自然容易發胖。

可以的話，最好設定「晚上不要吃任何醣類」的目標。當然，在公司上班的人，晚上難免需要應酬交際，要完全不攝取醣類想必很困難。

不過遇到這些場合時，起碼要省略最後的茶泡飯或飯糰，還有甜點，儘量減少醣類的攝取。另外，很多人喝了酒會想吃的拉麵當然是嚴重犯規。

或許有人擔心如果不吃主食，會沒有飽足感，其實只要攝取富含蛋白質的配菜，即使不吃飯或麵包，還是能夠吃得很滿足。

建議攝取的蛋白質包括豆腐等富含優良蛋白質的豆類製品。值得注意的是，如果為了取代飯而攝取過量的魚類或肉類等動物性蛋白質，可能會造成膽固醇上升。植物性和動物性蛋白質最好保持各半的比例。

一天的三餐比例

早餐 3成

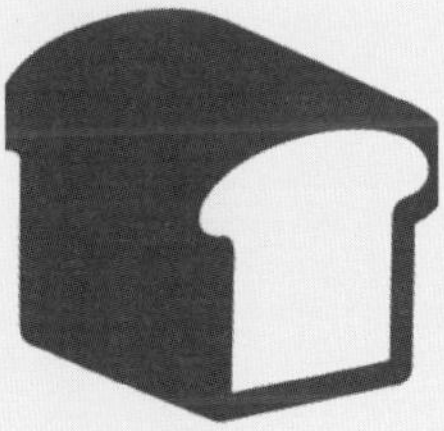

真的很想吃飯或麵包的話，早餐是最好的時機。因為接著要展開一天的工作，葡萄糖有很多機會被消耗。

午餐 5成

午餐吃得飽足一點無妨，重點是盡可能降低醣類的攝取量。與其單點蓋飯或麵食，最好選擇有主菜和副菜的套餐。

晚餐 2成

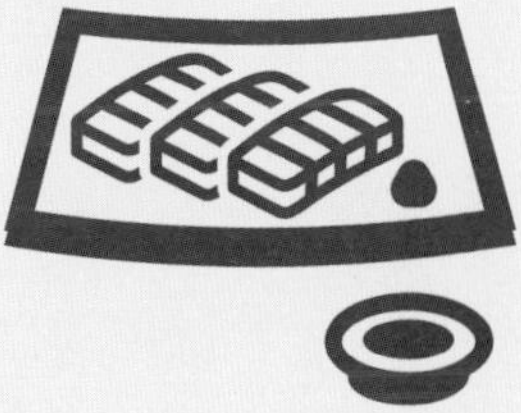

晚餐不僅得吃得少，最好完全不吃醣類。如果有應酬等聚會，起碼略過米飯和麵條不吃。

可以取代主食的理想選擇

用這些來取代主食

板豆腐

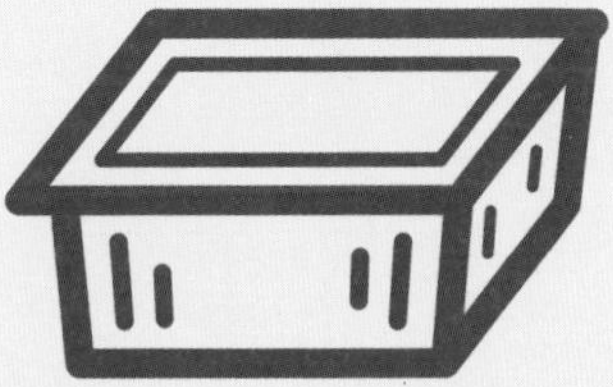

建議以板豆腐取代米飯。豆腐的飽足感十足，很適合追求大分量的人。

蒟蒻絲

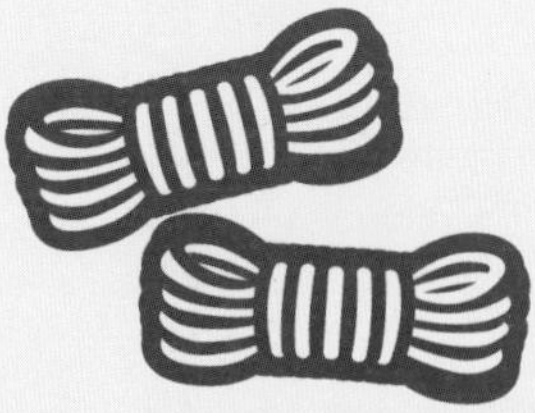

把蒟蒻絲稍微汆燙去除異味後，就可以取代麵條了。例如當成日式炒麵的麵條。

少量多餐比較不容易發胖！

一樣的分量，分成五餐或六餐吃更理想

談到飲食，或許有些人認為最理想的做法是一天分為早中晚三餐，如果分成五、六頓，反而容易變胖。會這麼想的確無可厚非，因為很多人不但攝取了分量充足的三餐，對零食更是來者不拒，這麼吃不胖也難。

不過，在分量不變的情況下，與其一次吃完，不如分次進食，比較不容易胖。換言之，如果把早中晚吃的分量，分成五餐或六餐進食，反而不容易變胖。

另外，一定要避免的吃法是在空腹的狀態下，攝取大量的醣類。舉例來說，最糟的情況就是「今天忙到早餐和午餐都沒吃，等到晚上再吃一大碗牛肉蓋飯，一餐當三餐吃」。這樣的吃法，等於搭上了肥胖的直達車。

為了避免肥胖，最重要的關鍵在於血糖的控制，不要讓血糖急速上升或下降。覺得餓的時候，可以吃點東西，但不要過量，好讓血糖不至於過度上升。

「為了減重而不吃午餐，結果肚子餓過頭，晚餐吃更多一次補回來」的行為，不但對減重毫無意義，而且對身體百害而無一益。適時適量地補充少許食物，可說是避免肥胖的聰明作法。

一口氣攝取大量醣類和多次少量攝取的差異

下列表格是以加了50g砂糖的糖水在5分鐘內喝完後和花3個半小時喝完的血糖值變化與胰島素分泌量的變化，進行比較後得到的結果。如圖表所示，立刻喝完糖水時的血糖值急速上升，同時，為了抑制血糖上升，胰島素也大量分泌。從這份數據可以得知，一次大量進食會促使胰島素大量分泌，連帶增加肥胖的機率。

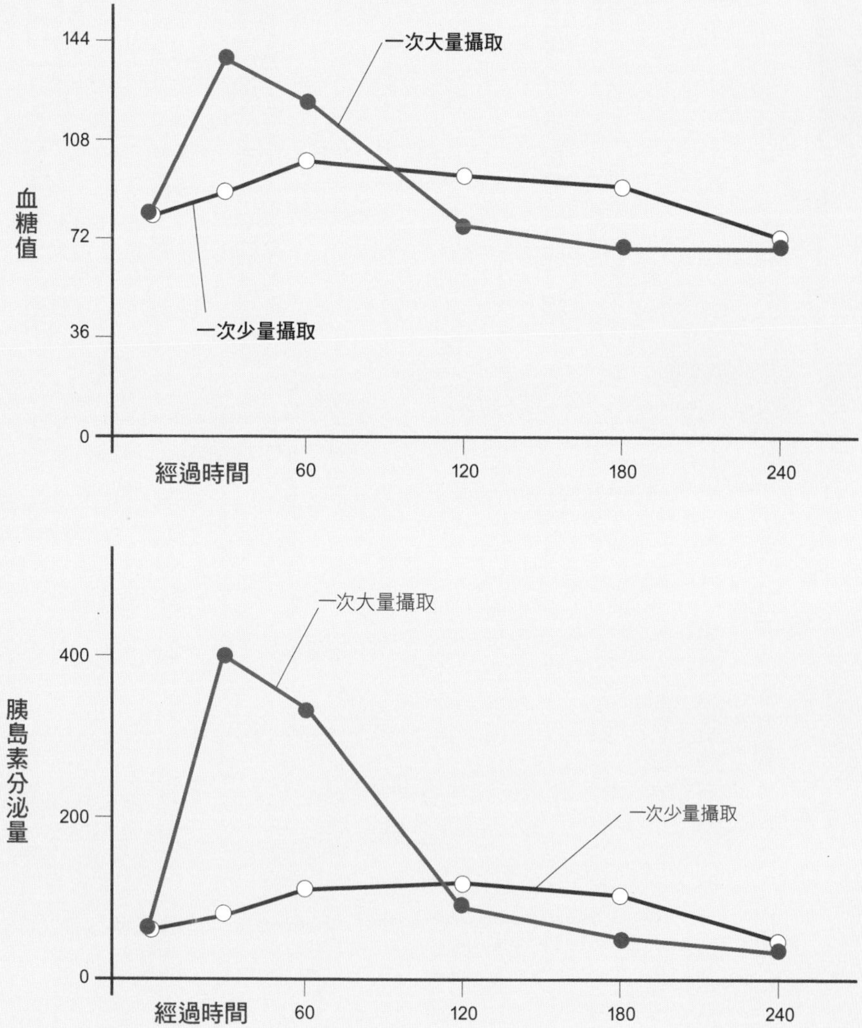

出處：Diabetes Mellitas A Fundamental and Clinical Text 第2版

吃好油有益健康

看到油脂就避之唯恐不及是錯誤的觀念

對深信「只要吃高熱量的食物就會變胖」的人而言，脂肪可能是他們避之唯恐不及的食材，但是這個觀念並不正確。因為肥胖的原因是血糖上升。

追根究柢起來，為了維持身體健康，攝取優良的油脂是很重要的一部分。脂質不單是熱量的來源，也是製造細胞膜時不可缺少的成分。人的身體號稱約有三十七兆個細胞，而包覆所有細胞的膜的成分正是脂質。光憑這點，便足以說明攝取優質脂質的重要性了。

說到何種油脂是我們應該攝取的優質脂質，目前最受推薦的是不飽和脂肪酸的「Omega3」和「Omega9」。具體來說，我建議各位平常多以橄欖油烹調青背魚。

另外，目前已經證實被分類為「Omega6」的亞油酸等油脂會加速動脈硬化、人造奶油等油類所含的反式脂肪會提高心肌梗塞的風險。此外，油品開封後，隨著時間經過會因為「氧化」而變質，所以放得太久的油，最好不要食用。雖然購買大瓶裝的油品比較划算，但為了確保油品的新鮮，最好購買小瓶裝的油品，趁早食用完畢。

脂質是萬能的能量來源

打造身體的3大能量源

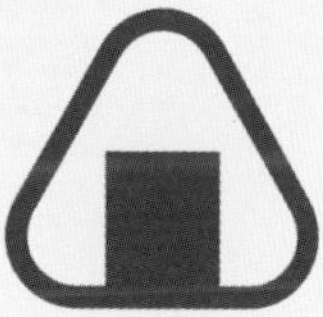
醣類

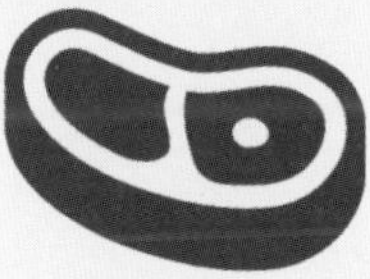
蛋白質

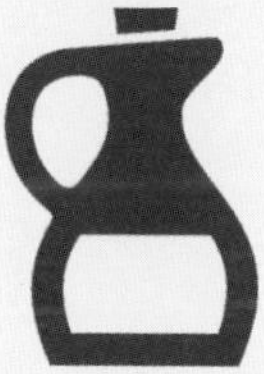
脂質

供應身體的能量來源包括「醣類」「蛋白質」「脂質」，其中「油脂」的比例高達6成以上。對有心限制醣類攝取的人而言，優質的脂質是強力的好幫手。

有益和有害身體的脂質

■脂肪酸的種類

飽和脂肪酸	長鏈脂肪酸	含於牛肉和豬肉的肥肉、奶油等。
	中鏈脂肪酸	含於椰子油和棕櫚油。
不飽和脂肪酸	Omega-3 脂肪酸	含於紫蘇油、亞麻仁油、青背魚等。預防動脈硬化和失智症的效果頗受期待。
	Omega-6 脂肪酸	含於玉米油和大豆油等。多用於加工食品，如果攝取過量，有可能誘發生活習慣病。
	Omega-9 脂肪酸	含於橄欖油、紅花油等。

建議每天攝取的脂質

Omega-3 脂肪酸

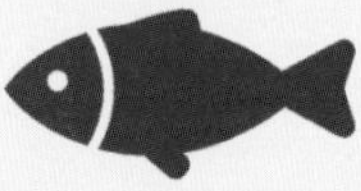

建議適度攝取的脂質

Omega-9 脂肪酸

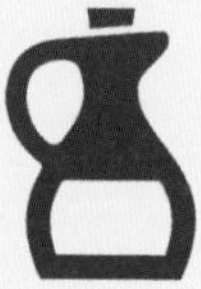

適度飲酒比滴酒不沾好！

葡萄酒和蒸餾酒可發揮降血糖的效果

「酒精的熱量很高，最好少喝，以免變胖」已經成了大家既定的觀念。

但是，發胖的原因並非攝取的熱量多寡，而是醣類攝取過量。所以，「酒喝了容易胖，最好少喝」的想法實在是天大的誤會。事實上，目前已經證實，與其滴酒不沾，適度飲酒的人血糖較能維持穩定，不容易發胖。不過，啤酒、日本酒、紹興酒的醣分較高，葡萄酒和蒸餾酒（燒酒和威士忌）是比較好的選擇。

其中又以葡萄酒最值得推薦。曾經有人做過這樣的實驗：把一百九十名糖尿病患者分為兩群，一群在晚餐讓他們飲用葡萄酒，另一群則飲用無酒精飲料。結果發現飲用葡萄酒的一群，隔天早上的空腹時血糖值，平均僅有二十二（出自DiabetesCare30：3011-6,2007）。

另外，除了有人已發表白酒具備瘦身效果的論文，歐洲糖尿病學會在二０一五年也發表了「每天飲用紅酒一百五十毫升可改善血糖」的研究結果。

當然，酒量不佳的人沒必要勉強自己喝酒，就算要喝也不可過量，但總而言之，以適量的酒精佐餐，有益減重。

酒精對血糖的影響

下表是以一般正常人為對象，分別把他們分為食用白麵包、飲用葡萄酒、飲用琴酒的組別，比較其血糖值和胰島素分泌量的變化之結果。如圖所示，相較於飲用含醣量高的麵包和啤酒的族群血糖上升，飲用屬於蒸餾酒的琴酒的族群，血糖幾乎沒有上升，而飲用葡萄酒的族群，血糖反而下降了。

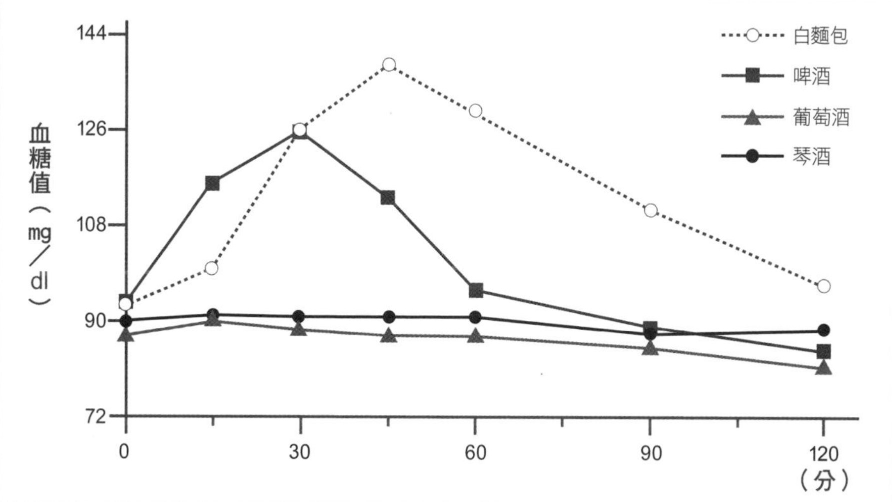

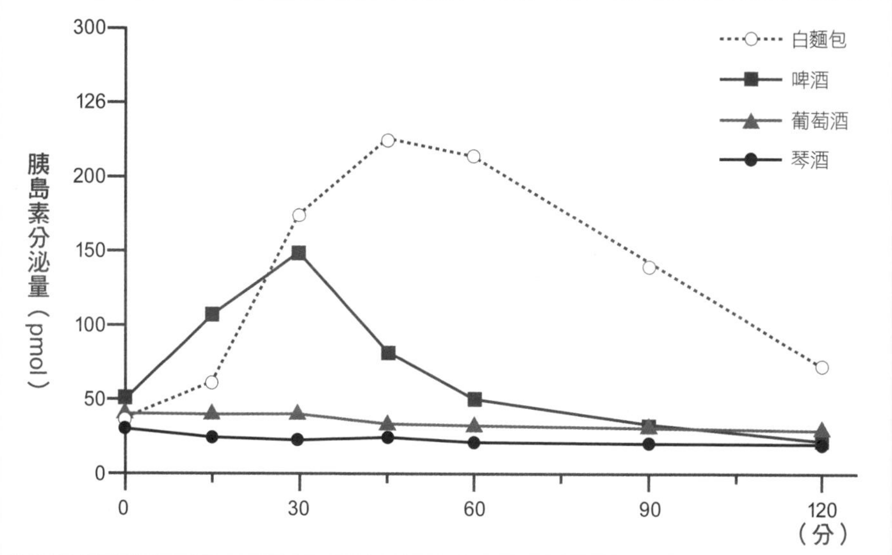

出處：The American Journal of Clinical Nutrition

顏色鮮豔的加工肉品是危險物

哪些是致癌性食品？

要證實食物的致癌性是很困難的事。理由在於即使吃了目前被懷疑「可能會致癌」的食物，但症狀不會馬上出現，所以很難證明是否和癌症真的有因果關係。

不過，有些食物已經證實確實具有致癌性，那就是火腿、香腸和培根等加工肉類。WHO（世界衛生組織）已經發布上述肉品具有致癌性。具體而言，其內含的致癌物質包括為了延長存放時間的防腐劑、促進美觀的保色劑等。加工肉品若不添加保色劑，外表會變成咖啡色，失去誘人的色香味，所以很難博得消費者的青睞。

顏色鮮豔的加工肉，在超市等處隨處可見，但販售上並沒有規範限制。以現況來說，要不要食用加工肉品，完全取決於消費者自身的判斷。

要吃什麼雖然是個人的自由，但除了上述的加工肉品，建議各位徹底避開所有可能致癌的食品。

火腿和香腸等加工食品最好不要食用

WHO已經發布火腿、香腸和培根等加工肉品具有致癌性。另外，上述製品大多使用了大量的食品添加物，為了健康著想，最好少吃為妙。同樣地，炸魚板等魚漿製品也含有大量的食品添加物，必須特別注意。最好購買未經烹調的生鮮肉品，少吃上述的加工肉類。

危險的加工肉品範例

火腿　香腸　培根

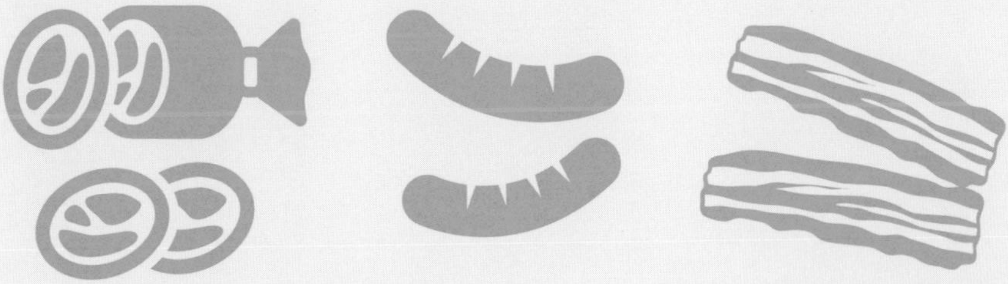

- 外觀呈粉紅色
- 可長期存放

→ 亞硝酸鹽　防腐劑

安全的加工肉品範例

火腿　香腸　培根

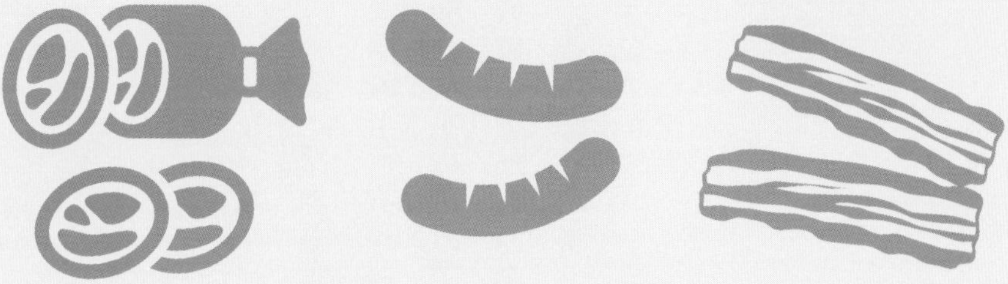

- 外觀呈茶色
- 保存時間短

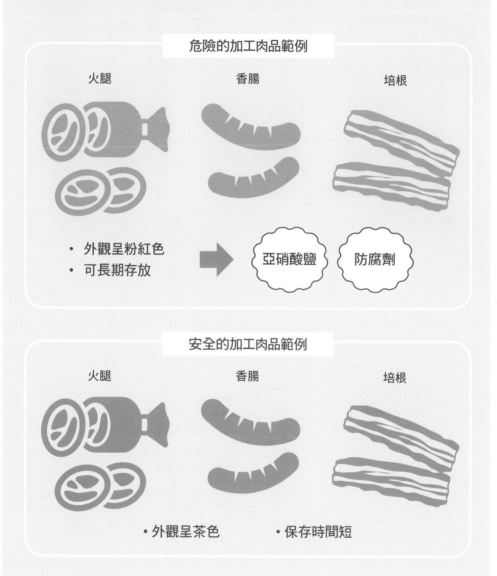

想瘦需要多喝水

捨棄果汁和罐裝咖啡，改喝品質優良的水

不僅限於想減重的朋友，我建議每個人都要多喝水。

多喝水不但可以稀釋血糖的濃度，甚至光憑這點就能使血糖下降。既然血糖上升是造成肥胖的原因，那麼只要多喝水，就能發揮預防肥胖的效果。

多喝水的好處不僅如此，適時少量補充水分，除了讓體內隨時有新鮮水分更替，也有益維持健康，原因在於細胞的代謝需要水才能運作，而新鮮的水自然比不新鮮的水更理想。至於要喝多少呢？我想一天大約是兩公升。

另一方面，即使同樣是水分，請各位最好避開罐裝咖啡、碳酸飲料、果汁等含糖飲料。以吸收醣類的方法來說，攝取上述飲品可說是最不好的方式，因為含糖飲料不符合人體原本的消化與吸收系統。說得坦白一點，汽水等含糖飲料，不是我們維持生命的必要之物，而且對身體有百害而無一益。

如果習慣喝含糖飲料的人打算減重，請立刻改喝品質好的水，戒掉這個習慣吧。

每天補充約2公升的水分

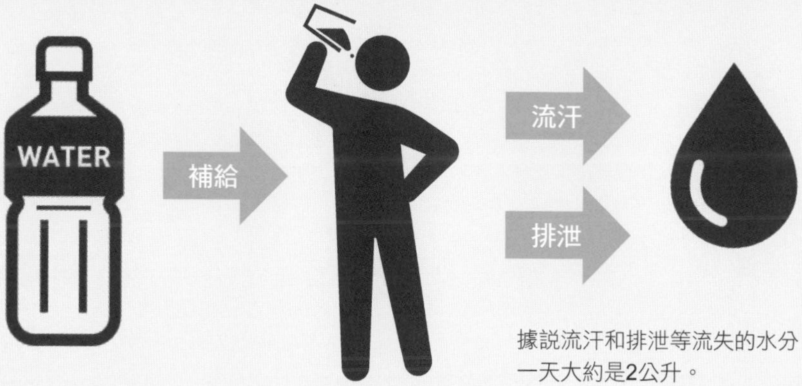

據說流汗和排泄等流失的水分，一天大約是2公升。

軟水和硬水的差異

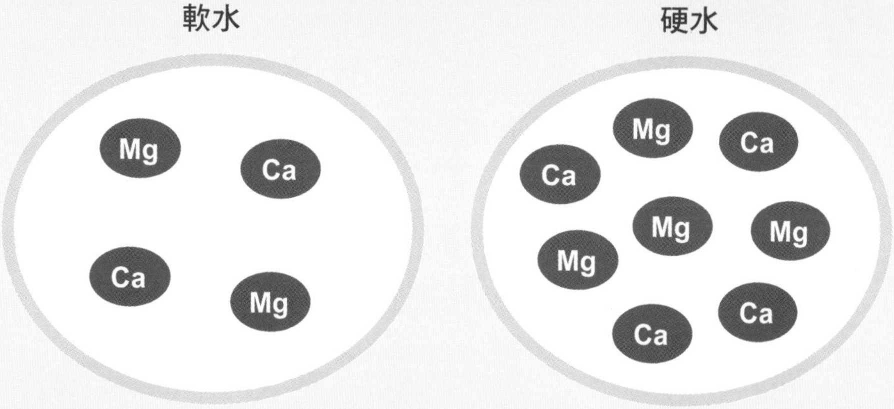

特徵是鈣質和鎂的含量少，對皮膚和腸胃部會造成刺激。日本的水幾乎都是軟水。

鈣質和鎂的含量高，可望達到預防動脈硬化和消除便祕等效果。

在睡前四個小時之前結束用餐

另外，請記得提醒自己，晚餐儘量不要攝取醣類。體重超重的人，有很高的比例都是在晚上攝取大量醣類。晚上先吃好幾碗飯，接著再吃點心，可說是讓體重直線增加、最糟糕的飲食習慣。

我想很多人吃晚餐的時候習慣小酌兩杯，不過，啤酒和日本酒的含醣量很高，少碰為妙，如果真的抗拒不了，請以一杯為限。首選是不含醣的蒸餾酒（燒酒和威士忌）、具備瘦身效果的不甜白葡萄酒、富含多酚類的紅葡萄酒。

很晚才用餐是萬病之源

身體要完全消化與吸收吃下的食物，需要四個小時的時間。所以，如果能在睡前四小時用餐完畢最理想。

吃完飯後馬上就寢的話，等於身體沒有活動的機會，葡萄糖就會囤積在體內，造成肥胖。另外，如果養成很晚吃晚餐的習慣，據說很容易引起「胰島素阻抗」。

所謂的胰島素阻抗，簡單來說，就是「胰島素的作用變差」。這樣的狀態若一直持續，胰島素會無法抑制血糖的上升，連帶提高罹患糖尿病的風險。

各類食物所需要的消化時間

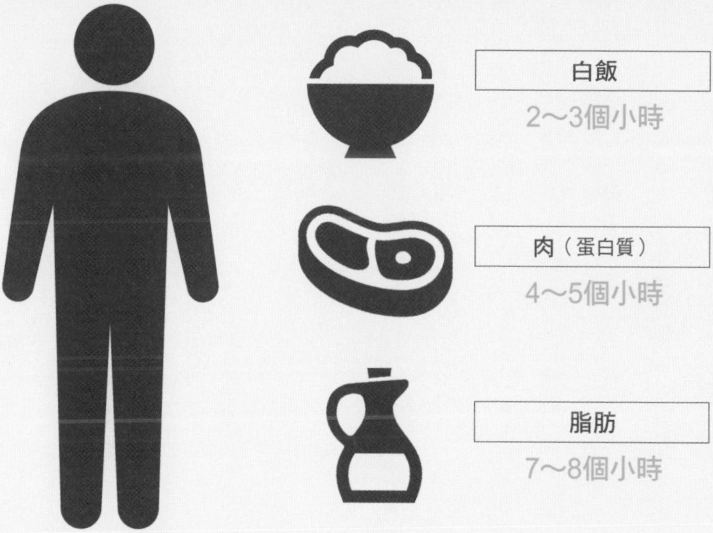

各類食物在胃內的平均消化時間。如果可以，晚上最好不要攝取米飯或麵條等主食，改以配菜為主，而且在睡前4個小時前不要吃東西，以上便是減重的捷徑。當然，飯後吃甜點的習慣也必須戒除。另外，水果的含糖量也高，吃多了容易發胖，所以晚上最好不要吃。吃水果最好的時機是留待早餐的最後，而且少量攝取。

葡萄酒是喝酒時的最佳選擇

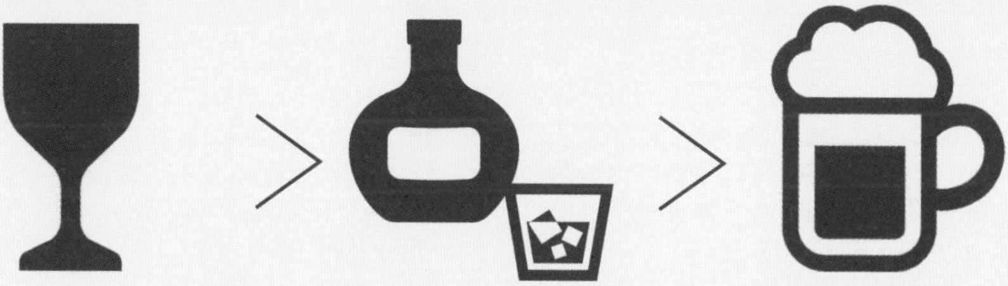

葡萄酒有降血糖的效果，其中又以不甜的白葡萄酒最值得推薦。已有論文發表白葡萄酒具備瘦身效果。

威士忌、琴酒和燒酒等蒸餾酒也可以抑制血糖上升。不喜歡葡萄酒的人可以改喝蒸餾酒。

啤酒和日本酒的含醣量高，不宜多飲。如果真的忍不住，以一杯為限。

不單是醣類，食品添加物也需要注意

防腐劑、保色劑對人體有百害而無一益

直到現在，還是有不少消費者深信「一般市售的食品不可能添加有害物質，所以不必擔心吃了會危害身體」。不過，加工食品和糖果點心等許多我們身邊常見的食品，使用了人工合成的食品添加物卻也是不爭的事實。

在各式各樣的食品添加物當中，尤其需要特別注意的是為了使食品保持鮮豔色彩的保色劑。例如添加於火腿和香腸等加工肉品的「亞硝酸鹽」，已被WHO（世界衛生組織）發布為致癌性物質。下次看到顏色呈鮮豔的粉紅色，看似美味的火腿，請別忘了這可是靠著化學物質製造出來的危險色澤。

另外，為了延長食品保存期限而添加的防腐劑，對人體也是危險的食品添加物之一。不論是哪一種食物，放久了會腐壞是理所當然的事。但是，所謂的防腐劑，就是以科學物質強迫延長食品的壽命。能夠在家裡存放一些保存期限長的食品，以備不時之需，雖然是很方便，但這樣的食品，幾乎都添加了大量有害人體的防腐劑和殺菌劑。若為了生活的便利，而付出健康作為代價，那就本末倒置了。為了自己與家人的健康，請務必選擇不含添加物的食材。

主要的食品添加物與其用途

種類	目的和效果	食品添加物範例
甜味劑	替食品增添甜味。	木糖醇、阿斯巴甜。
食用色素	替食品增添顏色與調整色調。	梔子黃色素、食用黃色4號。
防腐劑	藉由抑制黴菌和細菌繁殖，以提升食物的保存性，預防食物中毒。	山梨酸、魚精蛋白。
增黏劑、安定劑、增稠劑、糊精	替食品增添滑順的口感和黏性，以及防止油水分離，提升安全性。	果膠、羧甲基纖維素、鈉。
抗氧化劑	防止油脂等氧化，提升保存性。	異抗壞血酸鈉、維生素E。
保色劑	提升火腿和香腸等加工肉品的顏色與風味。	亞硝酸鈉、硝酸鈉。
漂白劑	漂白食品，讓顏色變得潔白美麗。	亞硫酸鈉、次亞硫酸鈉。
防黴劑	防止柑橘類等孳生黴菌。	鄰苯基苯酚、聯苯。
酵母活化劑	促進麵包的酵母發酵。	磷酸三鈣、碳酸銨。
膠基	當作口香糖的基本材料使用。	甘油酯、樹膠。
鹼水	增加中華麵（油麵）的口感和風味。	碳酸鈉、焦磷酸鈉。
苦味劑	替食品增添苦味。	咖啡因萃取物、柚皮苷。
酵素	運用於食品的製造與加工。	β-澱粉酶、蛋白酶。
光澤劑	在食品的表面增添光澤。	蜜蠟、蟲膠。
香料	替食品增添香氣，變得更美味。	柑橘香料、香草醛。
酸味劑	替食品增添酸味。	檸檬酸、乳酸。
口香糖軟化劑	使口香糖保持柔軟。	甘油、D-山梨糖醇。
調味料	替食品增添鮮味、調整味道。	L-麩酸鈉、肌苷酸。
豆腐用凝固劑	製作豆腐時用於使豆腐凝固。	氯化鎂、葡萄糖酸內酯。
乳化劑	使油水均勻地混合。	甘油脂肪酸酯、植物卵磷脂。
氫離子濃度調整劑（pH調整劑）	調整食品的pH值，提升品質。	DL-蘋果酸、乳酸鈉。
膨脹劑	讓蛋糕等食品膨脹，口感變得柔軟。	碳酸氫鈉、燒明礬。
營養強化劑	強化營養素。	維生素C、乳酸鈣。
其他食品添加物	用於上述以外的食品製造與加工。	氫氧化鈉、活性碳、蛋白酶。

出處：一般社團法人 日本食品添加物協會 食品添加物的種類與用途範例
（https://www.jafaa.or.jp/tenkabutsu01/siryou）

「先從蔬菜開始吃不容易發胖」是真的

血糖會依照進食的順序改變

不曉得各位是否聽過「吃飯要講究各類食物的順序」「蔬菜要最先吃」的說法？上述兩句話可說是時下各種減重法時時耳提面命的關鍵句。說得具體一點，就是先吃蔬菜，接著吃魚肉或肉類等蛋白質，把碳水化合物放在最後吃的進食順序。據說依照這樣的順序用餐，比較不容易發胖。

以人體的消化與吸收系統的觀點而言，這樣的確是正確的。如果先把作為主食的米飯和麵包與配菜一起吃，就會造成血糖急速上升。相反地，**先吃食物纖維豐富的蔬菜，接著再吃消化時間較長的蛋白質**，就能有效讓血糖緩緩上升。兩者的差異從左頁的圖表一目瞭然。

另外，我建議各位為了讓食物與口中的消化酵素充分混合，**至少要預留三十分鐘用餐，且每一口食物要咀嚼約三十次**。以像在餐廳享用套餐的方式慢慢吃，滿腹中樞就會接收到「我已經吃飽了」的信號。就結果而言，即使吃的是一模一樣的餐點，但**只要改變進食的順序，就能預防肥胖，同時也能降低罹患糖尿病的風險**。

吃飯時先吃蔬菜！

先吃**米飯**的話……

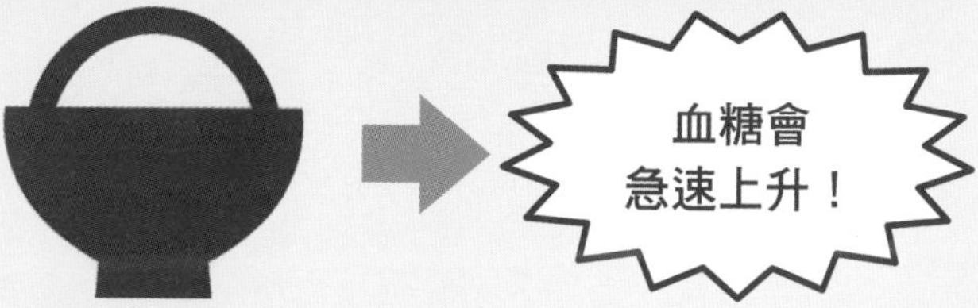

先吃**蔬菜和海藻類**的話……

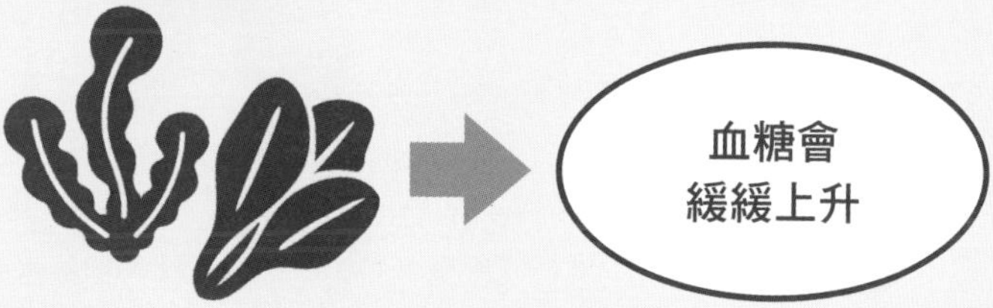

■ 進食的順序對血糖的影響

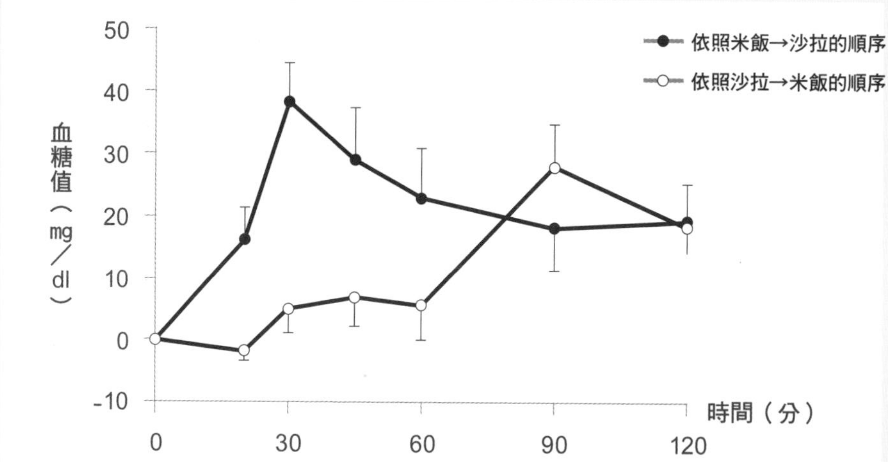

出處：低Glycemic Index食物攝取順序的差異，對飯後血糖的影響／金本郁男等

上面的圖表顯示的是先吃米飯還是沙拉，對血糖造成的變化。結果顯示先吃沙拉的話，血糖上升較為緩慢。

要徹底實踐進食各類食物的順序！

別忘了補充能消除水腫的鉀

鉀是負責調節體液的重要礦物質

現代人大多習慣重口味，所以很容易不自覺攝取過多的鹽分，甚至因此罹患高血壓的也不在少數。但是，只要在平常的飲食下點工夫，過高的血壓便可望達到調整。

鉀是一種含於蔬菜等食材的礦物質，可以幫助人體排出多餘的鹽分，促使血壓下降。除此之外，鉀也具備利尿作用，有助消除身體的水腫。

富含鉀的食品包括

鉀和鈉（鹽分）會相互作用，共同在細胞的內與外維持體液的滲透壓，調節血壓和體液濃度。利用此滲透壓的原理，只要多攝取鉀，就能將細胞內多餘的鹽分排出體外，達到降血壓的效果。

說到富含鉀的食物，首推各種蔬果。不過，薯芋類和部分含糖量高的水果，醣類含量都不低，如果想同時攝取鉀和減少醣類的攝取，菠菜、竹筍、白菜和毛豆等都是很好的選擇。

建議靠這些食材補充鉀

菠菜

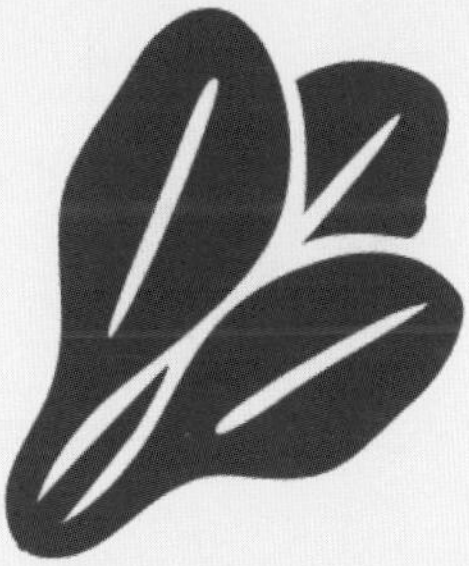

竹筍

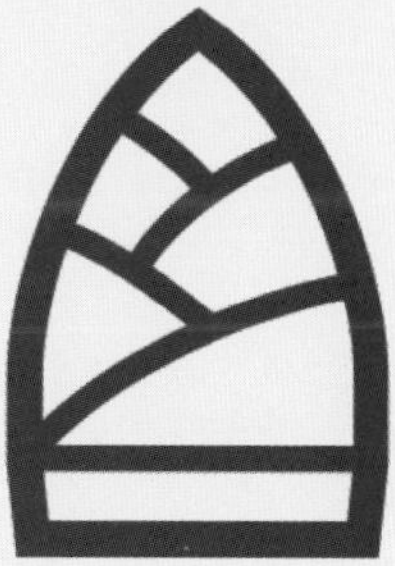

白蘿蔔

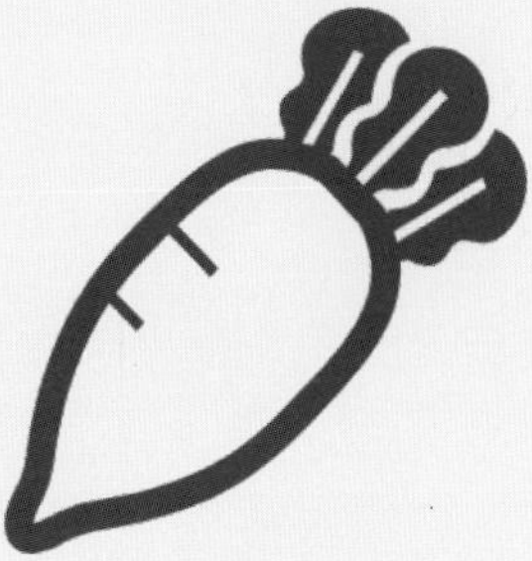

青花菜

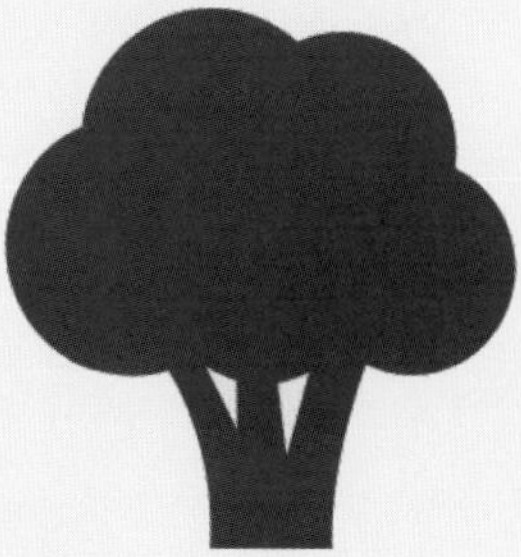

毛豆

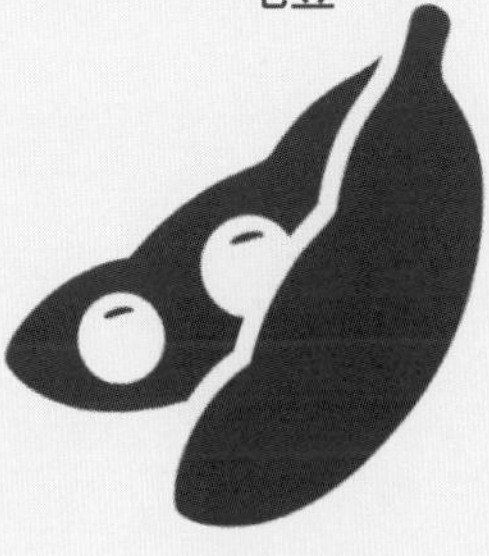

蘆筍

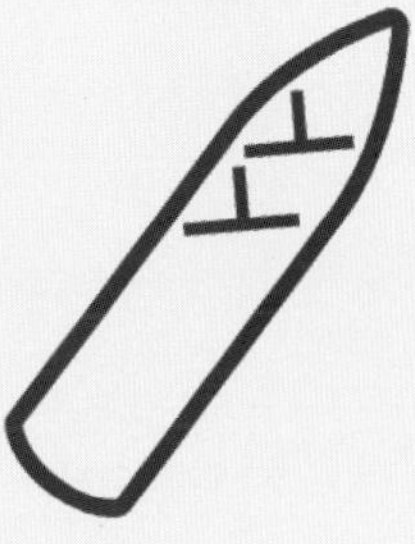

可排出多餘鹽分的推薦蔬菜

如何打造活力洋溢、永保青春的身體

提升抗氧化力，防止老化進行

不曉得各位是否聽過一種最近很熱門的成分「肌肽」？它是一種富含於鰻魚、雞柳、雞胸肉和鮪魚等食材的健康成分，具備非常強大的抗氧化力，也因此備受矚目。除此之外，目前也已證實「肌肽」具備強力抑制AGE的效果。

「肌肽」最大的特色便在於其驚人的抗氧化力，所以，積極攝取前述的鰻魚、雞肉、鮪魚等，可望能夠從體內清除造成老化的活性氧，打造充滿朝氣與青春活力的身體。

活力與美容效果

對於平常就很關心自己的身體，以便維持健康與美麗的人而言，肌肽能夠帶來許多令人讚嘆不已的效果，可說是天然抗氧化劑，所以我非常推薦各位多多攝取含有肌肽的食物。

不論是覺得最近身體好像累積了不少疲勞的人，或是需要補充活力好讓自己能夠再努力一個星期的人，不妨多吃富含肌肽的鰻魚、鮪魚和雞肉料理，提升身體的抗氧化力，讓自己活力充沛地投入工作吧！

富含肌肽的食材

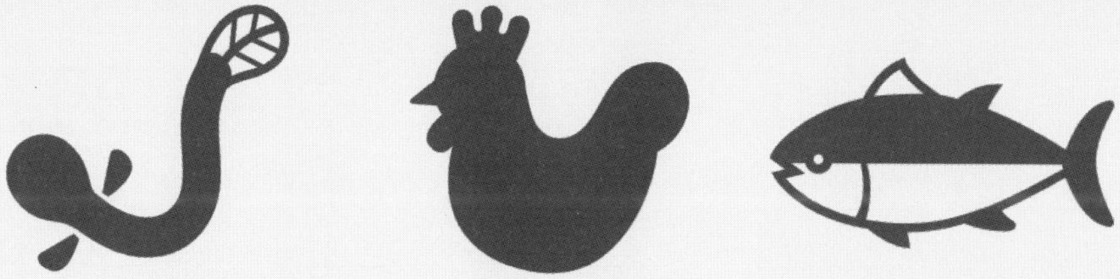

鰻魚　　雞胸肉、雞柳　　鮪魚

抗氧化物質「肌肽」，大量含於鰻魚、雞肉和鮪魚等食材，其中以肌肉和肝臟等處的含量特別高。

補充肌肽維持身體的活力，永保青春

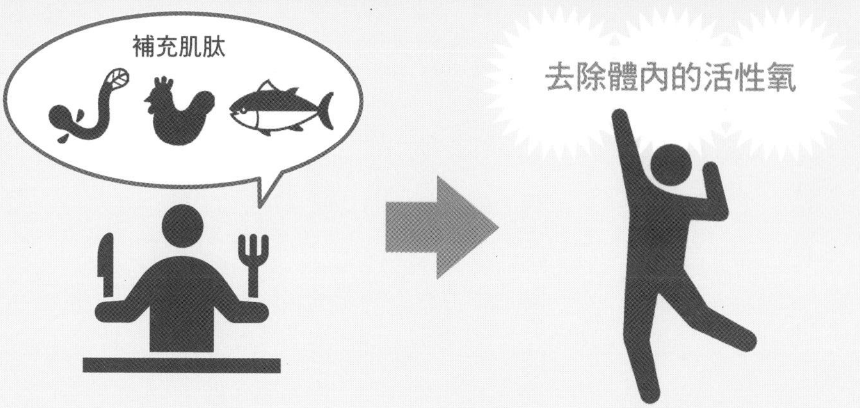

這個時候該補充肌肽

因工作或旅行累積了疲勞，整個人顯得無精打采時，或是到了星期天晚上想要補充活力，好讓自己順利撐過下一個星期時，請積極攝取肌肽，提升自己的抗氧化力。

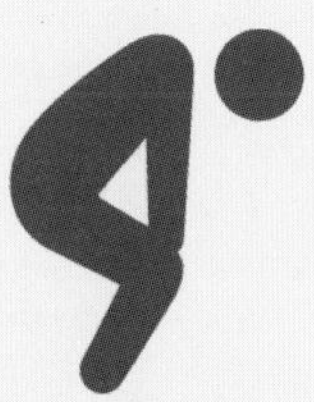

無法消除累積的疲勞時。

想要增加活力，集中精神投入工作時。

可可脂含量70%以上的巧克力有益健康

藉由強大的抗氧化力預防老化！

不論從電視節目還是報章雜誌，我想很多人都聽過「多酚有益身體」的說法。

所謂的「多酚」，是一種植物為了避免自身受到活性氧的危害而製造的抗氧化物質，具備抑制老化的效果。多酚含於多種植物，例如含於巧克力的「可可多酚」、含於豆腐和豆漿等豆類製品的「大豆異黃酮」、含於綠茶的「綠茶多酚」、含於咖啡和紅茶的「單寧」等。或許很多人對上述的多酚類都不覺得陌生吧。

在日常的飲食生活中，我們可以從各種食物攝取多酚。在各種富含多酚的食材當中，最為人所知的就是紅酒。紅酒富含的「花青素」具備優秀的抗氧化能力，拜此所賜，法國人罹患心血管疾病的比例也特別低，這也是花青素備受矚目的理由。除了紅酒，藍莓也含有大量的花青素，適合酒量不佳或不喜歡喝酒的人。

巧克力含有的多酚比紅酒的含量高出十倍之多，但有些產品的含糖量也偏高，所以記得要選擇可可脂含量超過70%以上的產品。

多酚的功效

多酚除了吸收紫外線，也會保護葉肉組織的葉綠體。

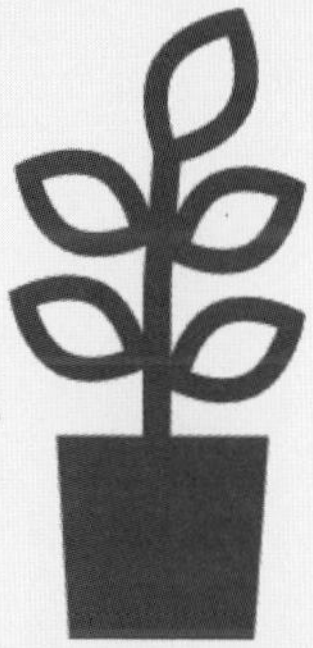

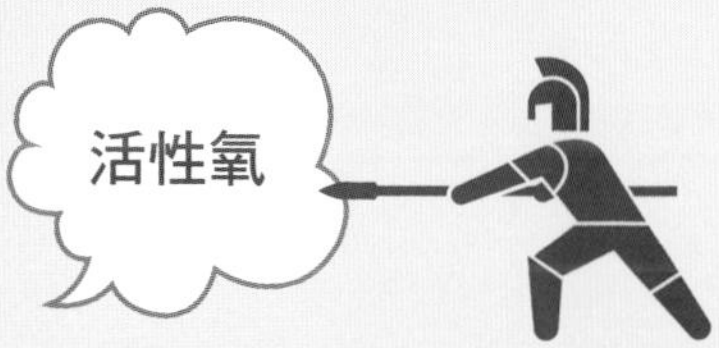

多酚會除去因吸收紫外線所產生的活性氧，保護植物免於被活性氧傷害。

富含多酚的食材

花青素

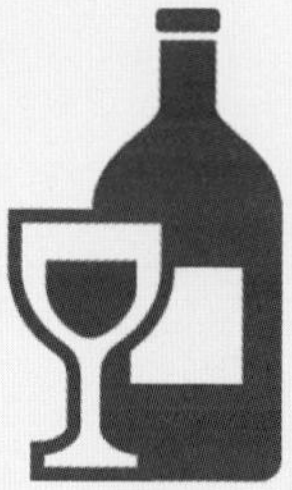

紅酒

藍莓

可可多酚

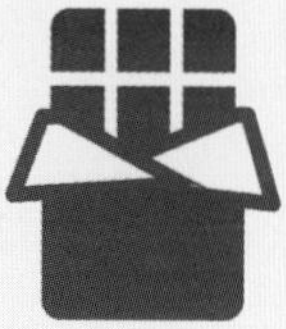

巧克力
（可可脂含量75%以上）

大豆異黃酮

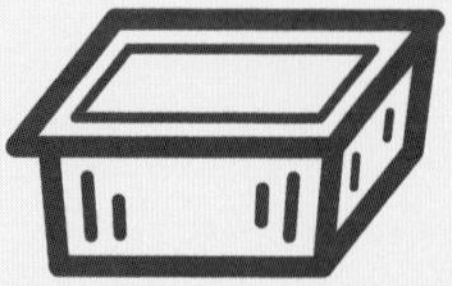

豆腐、豆漿

單寧

咖啡、紅茶

兒茶素

綠茶

補充膠原蛋白是徒勞無功的事

吃魚翅、牛雜鍋可使皮膚緊實光滑是嚴重的誤會

膠原蛋白號稱有保溼、緊實肌膚的功效，因此廣受女性喜愛。聽說有不少人會以吃魚翅、牛雜鍋或膠原蛋白補充錠等方式積極攝取。可惜的是，**就算藉由食補的方式攝取膠原蛋白，對皮膚和關節卻幾乎沒有幫助。**

原因在於，我們體內的膠原蛋白全部都是在身體內部製造，無法從外界直接補充。所以即使靠食物或營養補給食品補充膠原蛋白，進入體內消化時，會被分解為胺基酸。換言之，最後在吸收時，已經不是當時攝取的膠原蛋白了。

如果想增加體內的膠原蛋白含量，必要條件是透過飲食等，攝取合成膠原蛋白時所需的必要成分。**為了達到這一點，維持營養均衡的飲食生活，確保自己能夠充分攝取各種營養素、維生素、礦物質很重要。**就像吃了高級的霜降肉，脂肪也不會直接囤積在小腹一樣，即使吃了再多的膠原蛋白，體內的膠原蛋白也不會因此增加。膠原蛋白看起來的確很Q彈，但並不是只要吃下肚，皮膚就會變得又Q又彈。

這麼做也不會讓皮膚變得光滑有彈性！

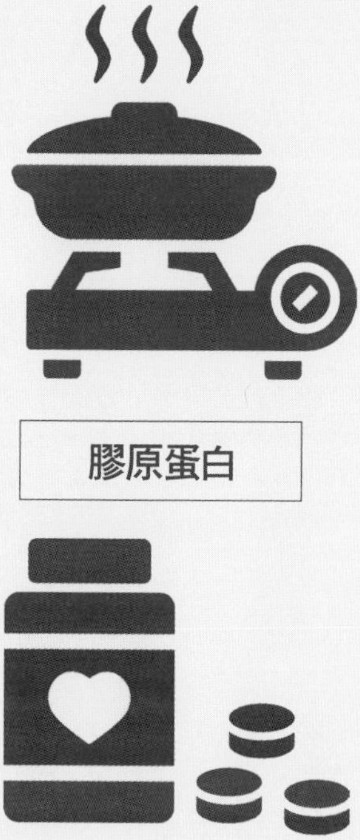

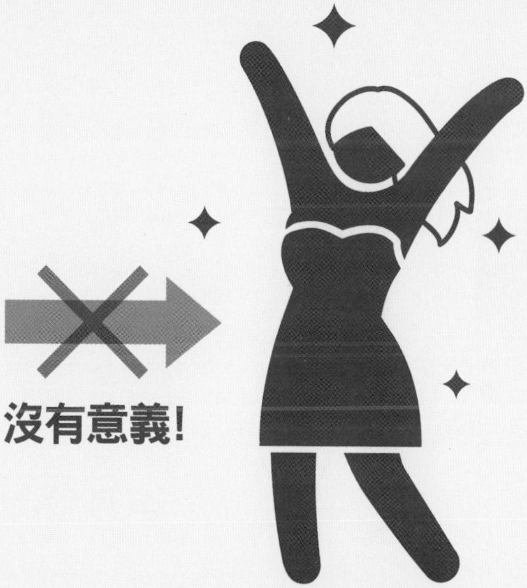

即使透過飲食或保健食品補充膠原蛋白，進入體內之後會轉變為胺基酸，不會增加體內的膠原蛋白量。

均衡地攝取各種營養很重要

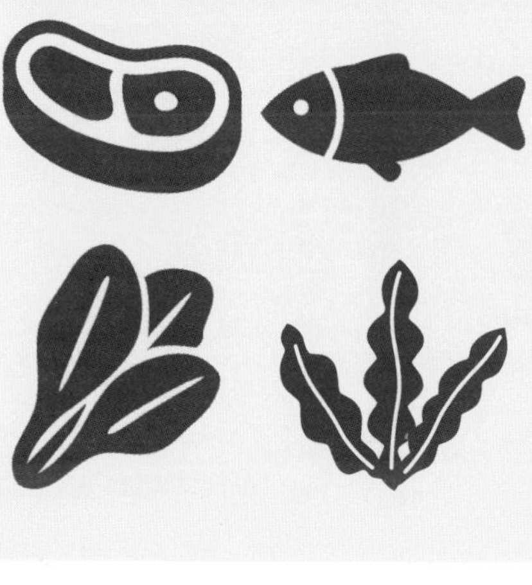

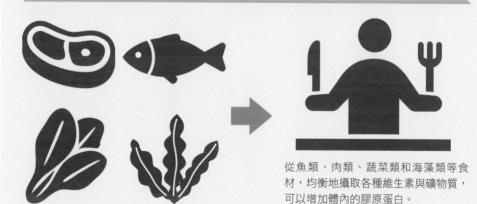

從魚類、肉類、蔬菜類和海藻類等食材，均衡地攝取各種維生素與礦物質，可以增加體內的膠原蛋白。

減肥時備受歡迎！人工甜味劑到底是敵人還是朋友？

小心「零糖分神話」隱藏的陷阱

標榜著「零糖分」或「無糖」的食品和飲料在市面上隨處可見。雖然對有心減重的人來說簡直是夢幻商品，但其實這些商品是添加了人工甜味劑的甜蜜陷阱，實在很難讓人對它們卸下心防。

二〇一五年，英國的科學雜誌《自然》刊登了把「阿斯巴甜」等三種最具代表性的人工甜味劑溶解成糖水後餵食小鼠，結果發現血糖上升的程度超過一般砂糖水的實驗結果。接著，實驗人員將使用人工甜味劑的小鼠的腸道細菌移植到新的小鼠身上，結果發現被移植腸道細菌的小鼠，血糖也升高了。由這個實驗證實，小鼠的身體和人一樣，腸道細菌都會因攝取了人工甜味劑而產生變化。擔心罹患糖尿病而過於依賴人工甜味劑的人，其「耐糖功能（＝處理葡萄糖的功能）」會減退，反而增加糖尿病的風險。

不僅人工甜味劑，所謂的「葡萄糖糖漿」「高果糖糖漿」「高果糖玉米糖漿」都是特別需要注意的甜味劑。

說穿了，人工甜味劑都是人工合成的非天然物質，考量到健康的話，最好少吃為宜。

要注意無糖、零糖分食品

標榜零糖分或無糖的商品，大多添加了人工甜味劑。選購前，請仔細看清楚成分標示。

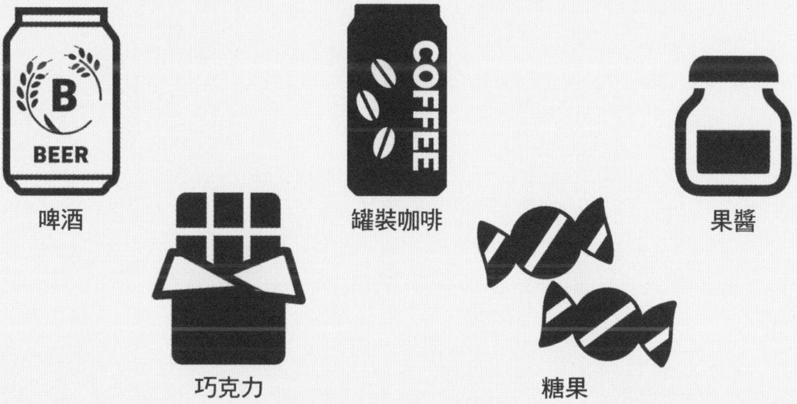

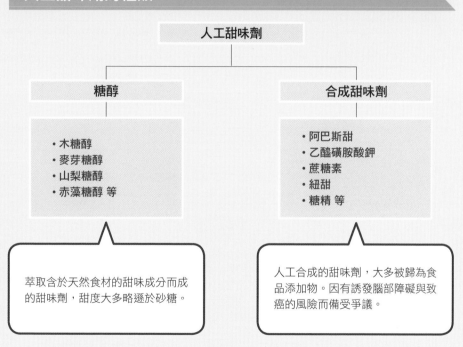

人工甜味劑的種類

人工甜味劑

糖醇

- 木糖醇
- 麥芽糖醇
- 山梨糖醇
- 赤藻糖醇 等

萃取含於天然食材的甜味成分而成的甜味劑，甜度大多略遜於砂糖。

合成甜味劑

- 阿巴斯甜
- 乙醯磺胺酸鉀
- 蔗糖素
- 紐甜
- 糖精 等

人工合成的甜味劑，大多被歸為食品添加物。因有誘發腦部障礙與致癌的風險而備受爭議。

有關醣類的Q&A

很多人對醣類限制都有錯誤的認知。接下來趁這個機會，為各位一一解答最常見的疑問。

Q 如果想限制醣類的攝取，最好從一開始就做到完全不攝取嗎？

沒錯。既然要做，就下定決心完全不吃。身材肥胖的人，幾乎全都是醣類中毒。簡單來說，就是陷入戒除不了醣類的上癮狀態。如果不完全戒除毒癮，即使體重一時減輕了，但很快就會復胖了。因為在腦部指令的驅使下，即使明知不可以吃，還是忍不住吃了醣類。為了擺脫這種中毒狀態，痛下決心，徹底不碰醣類的態度很重要。只要多吃魚或肉、豆類、蔬菜，一樣能填飽肚子。而且上述食材並不是完全不含醣類，所以不必擔心醣類攝取不足的問題。所以，如果有心實踐，最好從一開始就完全不吃醣類。

Q 限制醣類的攝取，會不會產生什麼樣的弊害或缺點？

基本上不會有弊害產生，如果勉強要說，頂多是執行得太過徹底，造成體重過輕吧！尤其是女性，如果一心只想著「還要再瘦一點」，很容易減重過頭，必須特別小心。因為體重減輕太多會使白血球減少，造成免疫力下降。此外，也會導致甲狀腺荷爾蒙分泌不足，身體各處發生異常。比如會感到渾身無力，肌膚也變得粗糙不堪。血壓的表現也不佳，變得容易生病等。體重如果減輕太多，反而需要攝取醣類。總而言之，過與不及都不好，保持均衡最重要。

Q 為了取代醣類，不論吃多少蛋白質和脂質都沒有限制嗎？

不論吃多少都沒有關係。人一天攝取的蛋白質和脂質其實相當有限，不論怎麼吃，頂多只有七十至八十克吧。相對地，碳水化合物的攝取量卻輕易達到二百五十至三百五十克。人的身體比我們想像中強健，如果每天大魚大肉，身體自然會踩剎車，做出「我已經不想再吃」的反應。換句話說，我們的身體對蛋白質和脂質的接受度有限，生來不可能大量攝取。即使過量攝取，多餘的部分會從腎臟排出，所以不需要顧忌。另外，有些人擔心攝取過多油脂會發胖，但完全是多慮了。因為即使攝取了大量油脂，但身體的吸收效率會逐漸下降，把多餘的部分跟著糞便一起排出，所以各位大可放心攝取。

Q 限制醣類的攝取該持續多久的時間呢？

持續到體重達到理想的目標為止。例如要減四公斤，或者要減到五十九公斤為止。只要達到自己的理想體重，對醣類的限制就不必那麼嚴格了。舉例來說，假設原本規定在限制期間，一天的醣類攝取量是六十克，那麼可以放寬到一百克。只要不放縱自己，瘦下來的體重便能一直維持。然而，明明限醣了卻沒有顯著的效果，那可能是身體已經發生問題了。

Q 如果不攝取醣類，腦部無法運作是真的嗎？

這是個完全錯誤的說法。有些人堅稱「葡萄糖是腦部唯一的能量來源，所以不適合限制醣類的攝取」，但基本上這是個大錯特錯的觀念。葡萄糖消耗殆盡後，身體會燃燒脂肪作為能量使用，這時產生的酮體，不論是身體還是腦部都能夠利用。酮體對人體而言是相當有用的物質，甚至說可能對預防癡呆症頗有助益。

Q 我聽說限制醣類的攝取雖然瘦得快，但也很容易復胖。這是真的嗎？

並不是以限制醣類攝取的方式減重容易復胖，而是愈急於看到成果的人，愈有可能復胖。舉例來說，有些人可能訂下這樣的目標：「我要在夏天來臨之前瘦下三公斤」。然後靠著少吃醣類達到目標體重後，就覺得心滿意足了。一開始過於勉強自己，結果無法持之以恆是許多人的通病。不復胖的訣竅在於，即使瘦到理想體重，也不要馬上破戒大吃大喝，而是一步步放寬限制。

Q 為什麼吃飯的時候，最好先吃蔬菜呢？

原因是蔬菜含有豐富的食物纖維。先吃蔬菜，再吃需要更多時間才能消化蛋白質，把醣類留到最後再吃，可以避免血糖急速上升。除了進食順序，多花點時間細嚼慢嚥也很重要。搭配葡萄酒等酒類佐餐慢慢吃，即使在用餐的過程中攝取了醣類，也可以避免血糖急速上升。

Q 限制醣類攝取期間，可以喝多少酒呢？

這段時間也可以喝酒，其中我最推薦的酒類是葡萄酒。白酒含有酒石酸，據說具備瘦身效果。至於分量，大約是兩人喝一瓶。不過，最好不要喝啤酒。因為啤酒的含醣量很高，而且容易入口，一不小心就喝過量了。

Q 限制醣類攝取期間，如果真的很想吃巧克力怎麼辦呢？

巧克力吃起來會甜，是因為添加了大量的砂糖。換句話說，它屬於高醣食品。如果真的無法抑制想吃的念頭，請挑選可可脂含量達到百分之七十至八十的產品。或許一開始吃會覺得苦，但可以攝取到多酚，所以我也會向我的病人推薦。

Q 我聽說少吃醣類會使屁味變臭，這是真的嗎？

屁的臭味成分源自甲烷和糞臭素，兩者都是食物在腸內發酵時所產生。蛋白質和醣類相比，會產生更多的臭味成分，所以一旦增加肉類和魚肉的攝取量，放屁的臭味也確實會變得更濃。

Q 我聽說少吃醣類會容易便祕，有沒有辦法改善呢？

有人說限制醣類攝取期間，因為肉類和魚類等蛋白質的攝取量增加，所以糞便會變硬，容易便祕。其實，這種情況就像平常便祕一樣，只要多攝取富含食物纖維的蔬菜，就能輕易解決。另外，除了食物纖維也很豐富的海藻類，也建議積極攝取有預防糖尿病效果的鎂。

Q 有沒有人不適合限制醣類攝取，最好不要採用這種方式減重呢？

最重要的關鍵在於年齡，而非性格和體質。我認為超過六十五歲的人，最好不要輕易嘗試。理由是高齡減重會使皺紋變得更加顯眼，體力也容易衰退。我想上了年紀之後，還是幸福地過日子為優先，多吃點美食也無妨。

Q 本身罹患過嚴重疾病的人，也可以進行嗎？

沒有任何疾病一旦得了就不能限制醣類的攝取。尤其是肥胖，因為號稱萬病之源，所以建議體重超重的朋友，最好積極減重。相反地，體重已經偏瘦的人，減少醣類攝取後，體重反而有可能減輕太多，最好不要嘗試。

專欄

該選哪一種？

覺得肚子有點餓的時候，可以吃些點心，不需要忍耐。不過，點心的選擇很重要，要是選錯了可就麻煩了。

肚子有點餓的話就選這個！

炸雞塊vs飯糰

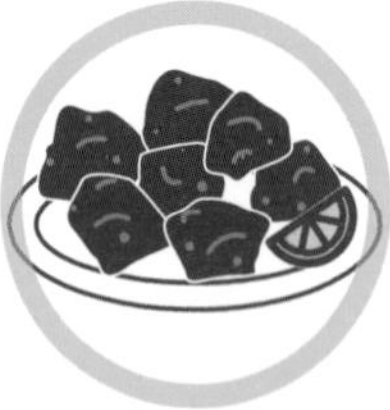

飯糰絕大部分都是米飯，醣類的含量當然很高。反倒是高熱量的炸雞，雖然很多人避之唯恐不及，但雞肉的醣類含量低，比較值得推薦。儘量選麵衣薄一點的炸雞，含醣類還會再少一點。

糖煮紅蘿蔔vs煸炒菠菜

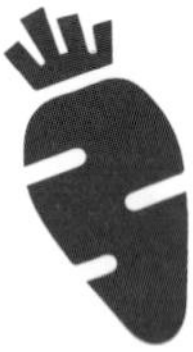

糖煮紅蘿蔔本身已添加了砂糖，再加上紅蘿蔔本身就是高醣分。如果要補充蔬菜，醣類低的菠菜無疑是更理想的選擇，而且也能順便補充鈣質。

鮮奶油蛋糕vs堅果類

鮮奶油蛋糕所含的海綿蛋糕，大量使用了麵粉、砂糖等醣類含量高的材料。相反地，胡桃和杏仁等堅果類的醣類含量低，又能順便補充維生素和礦物質。

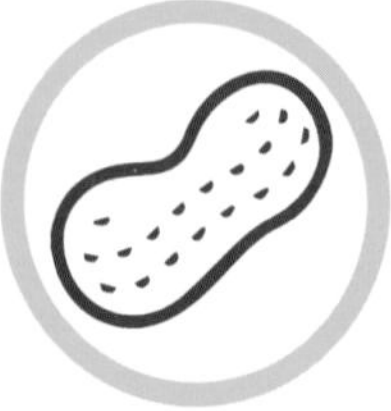

第4章

困擾時
的餐點選擇

簡餐店篇

減少簡餐的主食分量，另外以單點的料理來填飽肚子！

很多簡餐店都提供把米飯免費變更成大碗的服務，很容易讓人攝取過量的醣類。所以，在外用餐時，請果斷地減少主食的分量，以單點料理補充不足的部分吧！

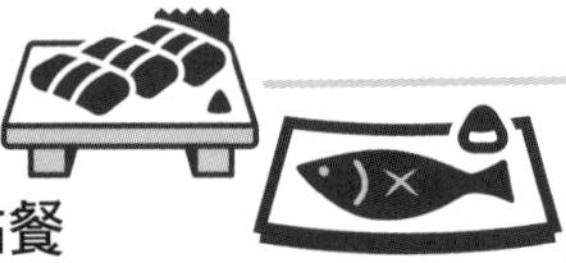

如果吃以魚肉為主菜的套餐，請依照生魚片、烤魚的順位點餐

魚肉料理是以簡餐店的招牌料理之一。醣類含量由低到高分別是生魚片、烤魚、紅燒魚，所以首選是幾乎沒有使用調味料的生魚片，因為這樣才能抑制醣類的攝取。如果可以省略或少吃點主食，不妨再單點一道涼拌豆腐之類的小菜。一來醣類的含量不高，而且調味料的多寡可以自己調整，值得推薦。

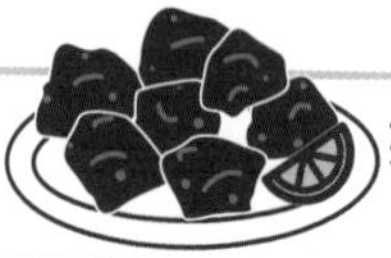

如果是肉類為主的套餐，推薦菜色有鹽味燒肉、炸雞塊、蔬菜炒肉片

燒肉、炸雞、蔬菜炒肉片等以肉類為主菜的套餐，油用得多、熱量較高，所以不受正在節食的人青睞，不過如果不吃主食，醣類的含量並沒有想像中高。如果選擇燒肉，鹽味會比醬燒來得理想。只要不吃主食，炸雞塊和蔬菜炒肉片都是完美的選擇，記得不要選擇馬鈴薯沙拉等高醣分的配菜。

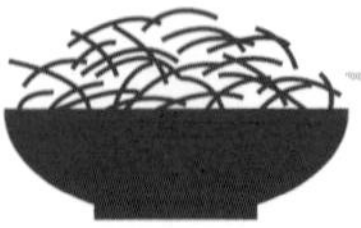

配菜的優先選擇是高麗菜絲、沙拉、日式&韓式涼拌菜

如果減少了或完全省略主食不吃，覺得吃不飽，就多吃點沙拉和豆腐類配菜來代替吧！高麗菜絲、日式涼拌菜、韓式涼拌菜等蔬菜類的含醣量都很低，值得推薦。為了降低醣類的攝取量，最好以美乃滋取代一般的沙拉醬。

家庭餐廳篇

與其點套餐，不如以單點搭配出適合的組合

日式家庭餐廳的菜色以洋食為主，除了已經搭配好的套餐，也有輕食點心組合、單點料理等，選項非常豐富。只要以魚肉料理或肉類料理為優先，就不必擔心醣類的攝取超量了。

主菜的最佳選擇是分量十足的牛排或漢堡排！

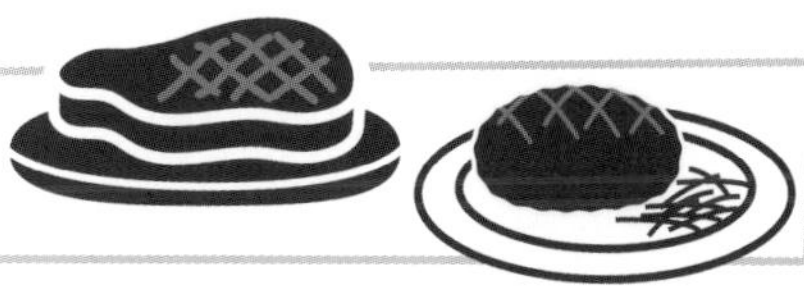

如果直接點內含主食、湯品、沙拉的套餐，吃下的醣類有可能超標。建議單點主菜，以免攝取到碳水化合物。牛排的飽足感十足，醣類含量也低，如果連醬汁也選擇含醣類低的種類就更好了。如果選擇漢堡排，搭配的醬汁很重要，多蜜醬和白醬的醣類含量高，不是適合的選擇。

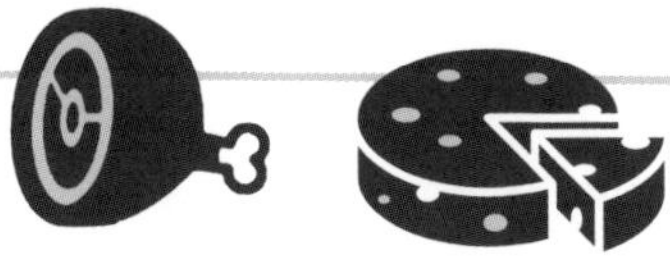

前菜、小菜建議選擇生火腿、起司！

遇到不想點主菜，或只想在家庭餐廳小酌一杯的時候，建議點副菜就好。家庭餐廳的品項豐富，選擇下酒類和前菜類的料理，就能降低醣類的攝取量了。避開小份燉牛肉等高醣類餐點，生火腿、起司拼盤、炒菠菜、醃黃瓜等，才是最適合的選擇。

選擇沙拉和小菜時，食材種類多的料理是最佳選擇！

家庭餐廳的沙拉種類很多，最好選擇食材種類多、含醣類又低的種類。比起炸薯條和糖煮紅蘿蔔，含醣量低的海鮮沙拉和花椰菜豬肉沙拉無疑是更好的選擇。如果想喝湯，清湯比濃湯更好。

居酒屋篇

只要選對菜單，居酒屋也是減醣飲食的好幫手！

請拋開減醣期間不能喝酒的觀念。白酒、燒酒、烏龍嗨（烏龍茶加上燒酒的調酒）、威士忌等，幾乎都不含醣。只要搭配同樣是低醣量的下酒菜，一樣吃得心滿意足。

必點的烤雞串要選擇鹽味而不是醬燒！

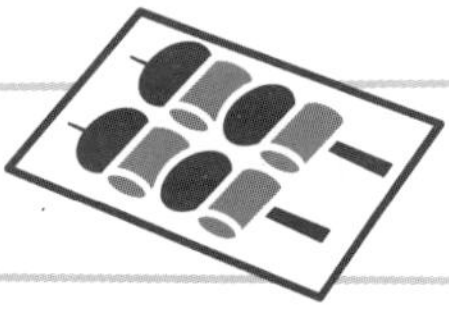

烤雞串是居酒屋的招牌料理，記得選鹽味而不是醬燒。因為醬汁添加了大量的砂糖，含醣量比鹽味高。至於食用的部位不拘，雞皮、雞心、雞腿都可以。烤雞串和啤酒是黃金組合，但是記得要選擇零醣分的啤酒，搭配鹽味烤雞串。啤酒也是高醣食品，必須特別注意。

低醣食品的最佳人選 把炸雞塊、生魚片當作主菜！

除了烤雞串，炸雞塊、生魚片都是值得推薦的低醣下酒菜。另外，烤花枝、烤螃蟹、酒蒸蛤蠣也是不錯的選擇，適合搭配燒酒、紅酒等含醣量低的酒類。居酒屋的料理整體而言都屬於低醣類，不過還是要懂得避開地雷，例如燉煮類和最後收尾的麵條。燉煮類NG的原因是添加了砂糖，而麵條屬於碳水化合物。

想藉由蔬菜補充維生素，醣分含量低的白蘿蔔沙拉、涼拌菜是好選擇！

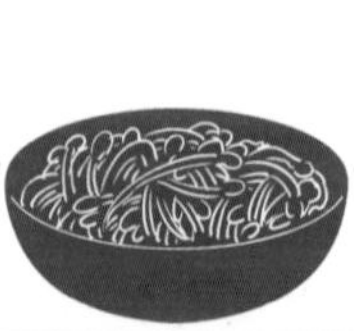

蔬菜先吃是進食的基本原則，如果在居酒屋吃飯的時候也能遵守就太理想了。為了做到這一點 ，請先把白蘿蔔沙拉、涼拌菜放在第一輪，利用低醣料理好好補充維生素吧！舉例來說，海藻類是居酒屋常見的料理，但一樣屬於海藻類，海帶根的醃漬汁所含的醣類就比醋拌水雲少，所以是更好的選擇。

超市（熟食）篇

盡可能選擇調味簡單的熟食

只要走一趟超市，幾乎可將所有的食材一網打盡。除了肉類、魚類、蔬果，也有飲料和含有大量醣分的米飯和麵包。以下為各位介紹去超市選購熟食時，必須掌握的選擇重點。

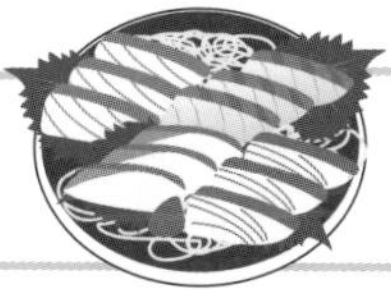

選擇生魚片拼盤時，別忘了好好利用旁邊的配料！

生鮮賣場的生魚片拼盤種類繁多，而且魚肉本身大多沒有事先調味，分量也很足夠。我最推薦的是綜合生魚片，一來可以吃到好幾種魚肉，再搭配旁邊的配料一起享用，相信一定可以吃得更滿足。生魚片的配料種類繁多，包括白蘿蔔絲、青紫蘇、海帶芽等都是低醣食材。唯獨紅蘿蔔絲的醣分高，記得避開。

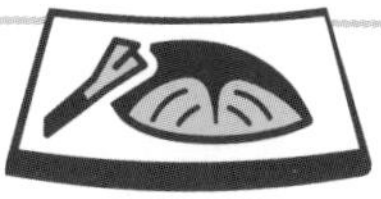

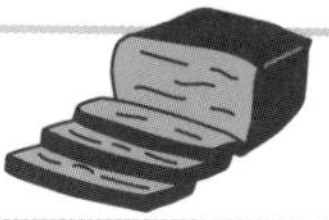

烤牛肉、烤魚等店家的自製品可以買！

超市販售的各種熟食當中，也有不少是進駐店家的自製品。這些在店裡調理完畢、包裝出售的熟食，不論是烤牛肉、烤魚或牛排等，鹽分比一般餐廳賣的產品少一些，讓消費者吃得比較安心。如果在超市以外的地方購買熟食，請比照同樣的原則，儘量以烤魚、牛排、烤牛肉等為主，避開燉煮料理。

盒裝沙拉、納豆、盒裝豆腐等也值得儘量活用

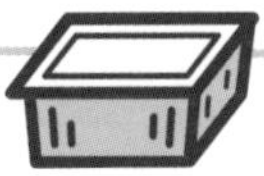

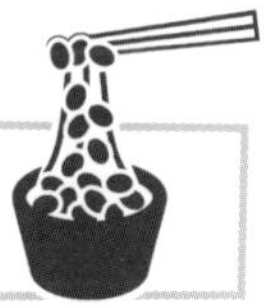

盒裝沙拉、納豆、盒裝豆腐等立即可食的食品選擇很多，也是超市的強項之一。最值得推薦的是沙拉，因為可以一次攝取到多種蔬菜。有些超市會販售烤牛肉沙拉或雞胗沙拉，對正在進行減醣的人而言，這些沙拉比通心粉沙拉或馬鈴薯沙拉理想。如果選擇豆腐或納豆，最好不要添加附贈的高湯包。

速食篇

如果想減少醣類的攝取，最好的辦法就是把附餐當作主菜

很多人上速食店，都是為了和朋友聚會吧。漢堡和炸薯條等都是醣類含量高到破表的招牌餐點，不過只要掌握幾個原則，就不必擔心會吃到太多醣類。

把餐點升級為套餐或點漢堡都會吃進過量的醣類 ，千萬不能點！

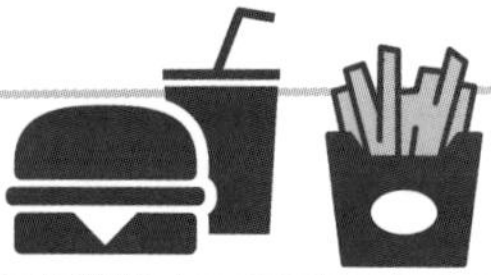

用來製作漢堡和熱狗的餐包，原料是麵粉，即使只是單點，醣類的分量都高得驚人。建議各位點附餐當作主菜，不要點漢堡，更不要點套餐，請把附餐當作主菜來點吧！如果要點沙拉，請選擇翠綠沙拉或高麗菜絲沙拉，而不是通心粉沙拉或馬鈴薯沙拉。

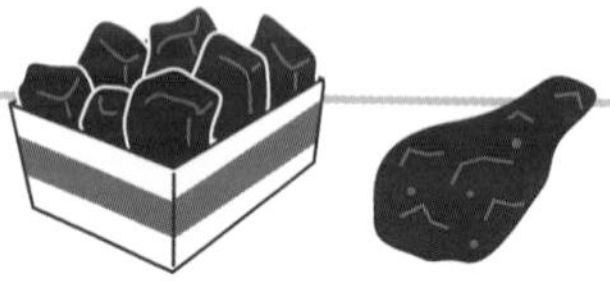

可以填飽肚子的雞塊、炸雞是最穩當的選擇！

說到速食品，除了漢堡，另一項招牌商品就是炸薯條了。不用說，這也是高醣類的地雷食物，比較值得推薦的是雞塊和炸雞，這兩種炸物都是雞肉，可以安心享用。最近也有些速食店推出烤雞，算是提供給不喜歡麵衣的人的另一種選擇。

如果要喝飲料，請在茶和氣泡水中二選一

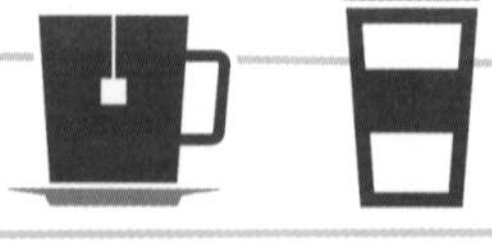

速食店的飲料大多是高醣分，所以很多人望而卻步吧。不過，只要選對產品就不必擔心。首選是含醣類低的烏龍茶等所有茶類飲料；另外，如果店家有販售無糖的氣泡水，也是不會出錯的選項。蔬果汁和含糖茶飲的含醣類高，和果汁一樣不OK。

超商篇

超商的品項豐富，只要選擇得當，照樣滿足口腹之欲！

超商是許多人解決午餐或下班後覓食的好去處，但這裡也是讓人難逃飲料和糖果點心的誘惑之地。不過，只要依照以下的建議，做出聰明的選擇，各位也能在避開高醣分食物的情況下大快朵頤。

超商三寶 烤魚、烤雞串、水煮蛋！

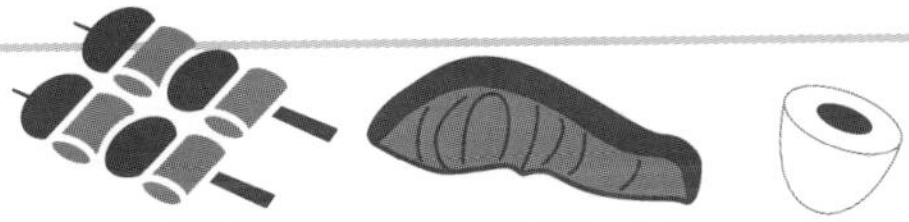

盒裝的烤魚、烤雞串和水煮蛋，不論當作晚上在家小酌一杯的下酒菜，還是當作午、晚餐吃都很適合。烤雞串的重點是選擇鹽味，而非含有大量砂糖的醬燒口味；烤魚的首選是調理和調味方式都很單純的種類，例如柳葉魚等；水煮蛋都是單個販售，買一顆放在沙拉上，可以增添味道的變化。

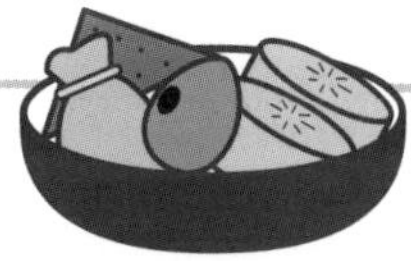

超商必備的關東煮，可是零醣分的寶庫！

位於熱食區的關東煮，是零醣分食品的大寶庫。蛋、蒟蒻片、蒟蒻絲、炸豆腐等都屬於低醣質的優等生，值得推薦。沙丁魚丸子、海帶結和牛筋等嚼勁十足的品項也值得推薦，因為可以增加滿足感。順帶一提，雞蛋的攝取量沒有上限，一天要吃幾顆都沒關係。

肚子有點餓的時候，含醣量低的起司和下酒類食物是最好的選擇

魷魚乾、一口大小的起司、烤牛舌等……這些都是在超商容易看到的低醣類食品。在各種乾貨當中，魷魚乾的醣類含量最低，最適合在肚子餓的時候用來解饞。牛肉乾也是不錯的選擇。一樣是魚乾，糖醋花枝和干貝絲的醣分就高了，請特別小心。起司和烤牛舌的醣質也低，可以安心享用。

各食品的含醣量一覽表

出自《最簡單 立刻瘦！ 修訂版 含醣量指南》　　牧田善二著（新星出版社）

■米飯&米飯相關

品名	分量	含醣量	熱量	蛋白質	鹽分
白飯（1碗）	飯……180.0g	55.2g	252kcal	3.8g	0.0g
飯糰（鮭魚）	飯……75.0g	27.6g	146kcal	4.1g	0.4g
紅豆飯	飯……100.0g	61.1g	291kcal	6.7g	0.2g
炒飯	飯……180.0g	68.1g	483kcal	11.5g	1.6g
三鮮燴鍋巴	鍋巴……36.0g	35.8g	298kcal	10.4g	2.3g
燉飯	飯……130.0g	57.8g	459kcal	15.8g	1.8g
蛋包飯	飯……135.0g	59.2g	446kcal	17.0g	2.8g
蝦仁焗飯	米……80.0g	68.5g	388kcal	11.8g	1.5g
番茄醬雞肉炒飯	飯……180.0g	73.4g	420kcal	10.0g	2.0g
親子丼	飯……200.0g	82.5g	513kcal	20.4g	2.3g
豬排咖哩飯	飯……180.0g	84.7g	759kcal	20.0g	3.0g
醃黃蘿蔔	10.0g	1.1g	6kcal	0.1g	0.4g
醃小黃瓜	10.0g	0.3g	2kcal	0.1g	0.3g

■麵包&麵包相關

品名	分量	含醣量	熱量	蛋白質	鹽分
吐司（6片切）	60.0g	26.6g	158kcal	5.6g	0.8g
奶油麵包捲	30.0g	14.0g	95kcal	3.0g	0.4g
披薩吐司	吐司……60.0g	30.4g	275kcal	11.7g	1.6g
法式吐司	吐司……45.0g	25.9g	222kcal	7.4g	0.8g
雞蛋馬芬堡	英式馬芬……70.0g	28.5g	366kcal	20.2g	2.0g
三明治（起司&火腿）	吐司……17.0g	7.8g	102kcal	4.9g	0.7g
法國麵包	60.0g	32.9g	167kcal	5.6g	1.0g
葡萄乾吐司	53.0g	25.9g	143kcal	4.3g	0.5g
熱狗	熱狗麵包……43.0g	25.6g	230kcal	7.9g	1.5g
總匯三明治	吐司……90.0g	41.4g	449kcal	16.7g	2.0g
可頌麵包	30.0g	12.7g	134kcal	2.4g	0.4g
花生醬	10.0g	1.5g	64kcal	2.5g	0.1g
草莓果醬（低糖）	17.0g	8.0g	33kcal	0.1g	0.0g

■麵條&麵條相關

品名	分量	含醣量	熱量	蛋白質	鹽分
水煮蕎麥麵	180.0g	43.2g	238kcal	8.6g	0.0g
水煮烏龍麵	200.0g	41.6g	210kcal	5.2g	0.6g
義大利麵	80.0g	56.9g	303kcal	9.8g	0.0g
速食杯麵（非油炸類）	75.0g	44.5g	257kcal	6.8g	5.2g
速食麵（油炸類）	100.0g	59.0g	458kcal	10.1g	5.6g
水煮油麵	200.0g	55.8g	298kcal	9.8g	0.4g
雞蛋蕎麥麵	煮好的蕎麥麵……180.0g	50.9g	362kcal	17.8g	3.7g
油渣蕎麥麵	煮好的蕎麥麵……180.0g	56.9g	394kcal	13.7g	3.9g
豆皮烏龍麵	煮好的烏龍麵……200.0g	52.6g	398kcal	15.8g	5.2g
肉烏龍麵	煮好的烏龍麵……200.0g	50.2g	385kcal	15.8g	3.8g
日式炒麵	蒸熟的油麵……150.0g	62.8g	456kcal	13.1g	3.4g
味噌拉麵	生油麵……110.0g	72.6g	443kcal	17.9g	7.1g
豚骨拉麵	生油麵……110.0g	66.1g	507kcal	22.3g	7.1g
卡波那拉義大利麵	煮熟的義大利麵 200.0g	61.4g	654kcal	22.5g	3.0g
肉醬義大利麵	煮熟的義大利麵 200.0g	68.3g	589kcal	22.1g	2.1g
蔥花	10.0g	0.2g	3kcal	0.2g	0.0g
油炸蔬菜餅	50.0g	16.1g	161kcal	2.0g	0.7g
叉燒	12.0g	0.6g	21kcal	2.3g	0.3g

■其他主食、加工品

品名	分量	含醣量	熱量	蛋白質	鹽分
燕麥穀物	40.0g	27.7g	174kcal	3.1g	0.2g
披薩麵皮	63.0g	30.8g	169kcal	5.7g	0.8g
綜合披薩	披薩餅皮……63.0g	34.4g	397kcal	19.6g	2.1g
切塊麻糬	100.0g	50.3g	234kcal	4.0g	0.0g
烤米棒	88.0g	40.3g	185kcal	2.8g	0.0g
玉米片（原味）	40.0g	32.4g	152kcal	3.1g	0.8g
綠豆粉絲	30.0g	25.1g	107kcal	0.1g	0.0g
米粉	50.0g	39.5g	189kcal	3.5g	0.0g
大阪燒	低筋麵粉……25.0g	30.7g	326kcal	24.0g	3.0g
美式鬆餅	68.0g	30.0g	177kcal	5.2g	0.5g
薄餅（多層）	薄餅……136.0g	73.9g	469kcal	10.5g	1.1g
炒米粉	米粉……50.0g	44.1g	357kcal	14.0g	1.4g

■魚肉、生魚片、其他魚貝類、魚類加工品

品名	分量	含醣量	熱量	蛋白質	鹽分
烤竹筴魚乾	魚乾……50.0g（77.0g）	0.1g	84kcal	10.1g	0.9g
烤花魚乾	魚乾……65.0g（100.0g）	0.1g	114kcal	13.4g	1.2g
烤鹽漬鮭魚	鹽漬鮭魚……80.0g	0.1g	159kcal	17.9g	1.4g
鹽烤秋刀魚	秋刀魚……130.0g（200.0g）	0.1g	386kcal	22.9g	2.0g
梅煮沙丁魚	沙丁魚……100.0g（111.0g）	7.0g	205kcal	20.0g	2.0g
蒲燒鰻魚	鰻魚……70.0g	2.2g	205kcal	16.1g	0.9g
照燒鰤魚	鰤魚……80.0g	6.3g	254kcal	17.5g	1.2g
鮪魚紅肉（生魚片）	鮪魚紅肉……40.0g	0.6g	54kcal	10.7g	0.0g
炙燒鰹魚（生魚片）	鰹魚……60.0g	2.4g	84kcal	16.4g	1.0g
生干貝	干貝……36.0g	1.9g	36kcal	6.2g	0.1g
水煮蝦	60.0g	0.0g	74kcal	16.9g	0.3g
水煮雪蟹	40.0g	0.0g	28kcal	6.0g	0.2g
牡蠣	120.0g	5.6g	72kcal	7.9g	1.6g
鯖魚（水煮罐頭）	20.0g	0.0g	38kcal	4.2g	0.2g
魚肉香腸	45.0g	5.7g	72kcal	5.2g	0.9g
竹輪（1小支）	25.0g	3.4g	30kcal	3.1g	0.5g
魚板	36.0g	3.5g	34kcal	4.3g	0.9g

■牛肉

品名	分量	含醣量	熱量	蛋白質	鹽分
日本國產嫩肩里肌	100.0g	0.2g	318kcal	16.2g	0.1g
進口嫩肩里肌	80.0g	0.1g	192kcal	14.3g	0.1g
日本國產牛腿	60.0g	0.2g	125kcal	11.7g	0.1g
日本國產牛沙朗	100.0g	0.4g	334kcal	16.5g	0.1g
和牛腿肉薄片（涮涮鍋用）	80.0g	0.4g	207kcal	15.4g	0.1g
牛絞肉	50.0g	0.2g	136kcal	8.6g	0.1g
日本國產牛菲力	100.0g	0.5g	195kcal	20.8g	0.1g
牛排（里肌）	日本國產嫩肩里肌……100.0g	1.9g	365kcal	16.5g	1.0g
牛排（沙朗）	日本國產牛沙朗……100.0g	2.1g	381kcal	16.8g	1.0g
牛排（菲力）	日本國產牛菲力……100.0g	2.2g	242kcal	21.1g	1.0g
烤牛肉	日本國產牛腿……70.0g	2.2g	198kcal	14.2g	1.4g
半熟牛肉片	日本國產牛腿……60.0g	2.4g	194kcal	12.6g	0.6g
牛肉漢堡排	牛絞肉……100.0g	9.7g	377kcal	19.7g	1.3g

括號內的數字已內含無法食用的部分

■豬肉

品名	分量	含醣量	熱量	蛋白質	鹽分
豬嫩肩	60.0g	0.1g	130kcal	11.1g	0.1g
薄切豬五花	50.0g	0.1g	198kcal	7.2g	0.1g
豬五花肉塊	50.0g	0.1g	198kcal	7.2g	0.1g
豬里肌肉	80.0g	0.2g	210kcal	15.4g	0.1g
豬腿肉	80.0g	0.2g	146kcal	16.4g	0.1g
豬肝	50.0g	1.3g	64kcal	10.2g	0.1g
豬肋排	65.0g（100.0g）	0.1g	257kcal	9.4g	0.1g
豬絞肉	50.0g	0.1g	118kcal	8.9g	0.1g
涮豬肉片沙拉	豬里肌……75.0g	4.1g	263kcal	15.8g	0.7g
薑汁豬肉	豬里肌……80.0g	6.3g	279kcal	15.0g	1.4g
嫩煎豬排	豬里肌……80.0g	1.7g	252kcal	15.7g	1.1g
炸豬排	豬里肌……100.0g	10.0g	454kcal	22.6g	0.7g
豬肉燒賣	豬絞肉……60.0g	17.1g	226kcal	17.1g	0.8g
煎餃	豬絞肉……50.0g	17.2g	261kcal	12.2g	0.7g
韭菜炒豬肝	豬肝……50.0g	3.7g	116kcal	12.4g	1.7g

■雞肉、其他肉、肉加工品

品名	分量	含醣量	熱量	蛋白質	鹽分
雞腿肉（帶皮）	肉雞……80.0g	0.0g	163kcal	13.3g	0.2g
雞腿肉（去皮）	肉雞……80.0g	0.0g	102kcal	15.2g	0.2g
雞胸肉（帶皮）	肉雞……80.0g	0.1g	116kcal	17.0g	0.1g
雞柳	肉雞……60.0g	0.0g	63kcal	13.8g	0.1g
蒸熟的雞肉	肉雞柳……80.0g	6.4g	180kcal	21.0g	2.3g
炸雞塊	肉雞腿肉……80.0g	4.7g	234kcal	14.0g	0.7g
奶油燉菜	肉雞腿肉……80.0g	25.0g	421kcal	21.8g	2.7g
炸雞排	肉雞腿肉去皮……80.0g	9.1g	256kcal	17.9g	0.8g
炸雞柳	肉雞柳……80.0g	9.1g	239kcal	21.1g	0.7g
培根	20.0g	0.1g	81kcal	2.6g	0.4g
里肌火腿	13.0g	0.2g	25kcal	2.1g	0.3g
香腸	45.0g	1.4g	144kcal	5.9g	0.9g
生火腿	50.0g	0.3g	124kcal	12.1g	1.4g
羊里肌（帶骨）	80.0g（100.0g）	0.2g	248kcal	12.5g	0.2g
生馬肉	馬肉……60.0g	2.5g	80kcal	12.5g	0.1g

■蛋&黃豆製品

品名	分量	含醣量	熱量	蛋白質	鹽分
雞蛋（生）	50.0g	0.2g	76kcal	6.2g	0.2g
煎蛋皮	雞蛋……25.0g	0.1g	40kcal	3.1g	0.2g
水煮蛋	50.0g	0.2g	76kcal	6.2g	0.2g
鵪鶉蛋（水煮罐頭）	10.0g	0.1g	18kcal	1.1g	0.1g
原味煎蛋捲	雞蛋……100.0g	1.1g	199kcal	12.9g	1.0g
培根蛋	雞蛋……50.0g	0.2g	173kcal	8.1g	1.0g
高湯蛋捲	雞蛋……50.0g	0.3g	78kcal	6.4g	0.6g
油豆皮	15.0g	0.0g	62kcal	3.5g	0.0g
凍豆腐	17.0g	0.3g	91kcal	8.6g	0.2g
板豆腐	150.0g	1.8g	108kcal	9.9g	0.2g
嫩豆腐	150.0g	2.5g	84kcal	7.4g	0.0g
納豆	50.0g	2.7g	100kcal	8.3g	0.0g
純豆漿	200.0g	5.8g	92kcal	7.2g	0.0g
豆腐漢堡排（柚子醋醬油）	板豆腐……50.0g	7.1g	221kcal	15.1g	2.2g
炸豆腐	板豆腐……150.0g	9.2g	228kcal	10.7g	1.0g

■薯芋類、海藻、菇類

品名	分量	含醣量	熱量	蛋白質	鹽分
馬鈴薯	135.0g（150.0g）	22.0g	103kcal	2.2g	0.0g
長芋	81.0g（90.0g）	10.5g	53kcal	1.8g	0.0g
蒟蒻	80.0g	0.0g	4kcal	0.1g	0.0g
蒟蒻絲	50.0g	0.0g	3kcal	0.1g	0.0g
德國馬鈴薯球	馬鈴薯……60.0g	11.2g	102kcal	2.1g	0.6g
炸薯條	馬鈴薯……80.0g	13.1g	88kcal	1.3g	0.5g
烤海苔	2.0g	0.2g	4kcal	0.8g	0.0g
生海帶芽	10.0g	0.2g	2kcal	0.2g	0.2g
燉昆布絲	乾燥昆布絲……8.0g	3.3g	81kcal	2.2g	1.9g
醋漬水雲	泡開的鹽漬水雲……40.0g	2.5g	14kcal	0.3g	0.6g
滷羊栖菜	乾燥的羊栖菜……7.0g	5.3g	95kcal	3.1g	1.7g
寒天（三杯醋）	150.0g	4.1g	22kcal	0.8g	1.0g
舞菇	50.0g	0.4g	8kcal	1.0g	0.0g
鴻禧菇	50.0g	0.4g	6kcal	1.3g	0.0g
嫩煎菇類	鴻禧菇……80.0g	1.2g	45kcal	2.1g	0.4g

括號內的數字已內含無法食用的部分

■黃綠色蔬菜&淡色蔬菜

品名	分量	含醣量	熱量	蛋白質	鹽分
菠菜	51.0g（60.0g）	0.2g	10kcal	1.1g	0.0g
小松菜	51.0g（60.0g）	0.2g	7kcal	0.8g	0.0g
韭菜	50.0g	0.6g	11kcal	0.9g	0.0g
青花菜	60.0g	0.5g	20kcal	2.6g	0.1g
紅蘿蔔	48.0g（50.0g）	3.2g	19kcal	0.3g	0.0g
小番茄	58.0g（60.0g）	3.4g	17kcal	0.6g	0.0g
汆燙菠菜	菠菜……60.0g	0.6g	17kcal	2.0g	0.8g
奶油煎綠蘆筍	蘆筍……60.0g	1.7g	46kcal	1.6g	0.6g
黃豆芽	57.0g（60.0g）	0.0g	21kcal	2.1g	0.0g
高麗菜（切塊）	50.0g	1.7g	12kcal	0.7g	0.0g
萵苣	80.0g	1.3g	10kcal	0.5g	0.0g
白蘿蔔	135.0g	3.6g	24kcal	0.7g	0.0g
洋蔥	282.0g（300.0g）	20.3g	104kcal	2.8g	0.0g
醋拌小黃瓜海帶芽	小黃瓜……50.0g	3.5g	20kcal	0.8g	1.2g
麻婆茄子	茄子……80.0g	7.2g	249kcal	7.4g	1.4g
竹筍煮柴魚鬆	竹筍……70.0g	3.7g	36kcal	3.9g	0.8g
白蘿蔔燉花枝	白蘿蔔……80.0g	7.2g	80kcal	8.3g	1.3g

■沙拉、湯品、濃湯

品名	分量	含醣量	熱量	蛋白質	鹽分
馬鈴薯沙拉	馬鈴薯……50.0g	10.1g	150kcal	3.0g	0.8g
通心粉沙拉	水煮通心粉……20.0g	8.0g	167kcal	5.0g	1.1g
涼拌冬粉沙拉	乾冬粉……7.0g	9.3g	83kcal	3.2g	1.3g
海鮮沙拉	花枝、蝦子、章魚……各20.0g	1.4g	64kcal	12.6g	0.3g
高麗菜絲沙拉	高麗菜……35.0g	1.6g	30kcal	2.2g	0.3g
海瓜子味噌湯	海瓜子……20.0g（50.0g）	1.9g	26kcal	2.6g	1.7g
豆腐滑菇味噌湯	板豆腐……30.0g	3.1g	50kcal	4.2g	1.7g
薯蕷昆布湯	薯蕷昆布……4.0g	1.3g	12kcal	1.4g	1.0g
蛋花湯	雞蛋……25.0g	2.1g	52kcal	3.7g	1.5g
卷纖湯	板豆腐……80.0g	5.9g	125kcal	6.8g	1.7g
海帶芽湯	海帶芽……15.0g	0.7g	24kcal	1.9g	2.0g
玉米濃湯	奶油玉米罐頭……40.0g	12.0g	185kcal	3.7g	1.4g
義式番茄蔬菜湯	水煮番茄罐頭……50.0g	12.3g	125kcal	3.8g	1.1g

■壽司、炸天婦羅、烤肉

品名	分量	含醣量	熱量	蛋白質	鹽分
綜合握壽司	壽司飯……160.0g	62.7g	449kcal	28.5g	2.1g
蔥花肥鮪魚肉壽司蓋飯	壽司飯……200.0g	73.3g	430kcal	14.4g	0.9g
納豆卷	壽司飯……60.0g	25.7g	204kcal	10.2g	0.6g
鐵火卷	壽司飯……60.0g	23.6g	174kcal	15.4g	0.6g
鮪魚瘦肉握壽司（1個）	壽司飯……20.0g	7.5g	56kcal	5.0g	0.1g
鮭魚握壽司（1個）	壽司飯……20.0g	7.5g	60kcal	2.7g	0.1g
炸天婦羅拼盤	—	10.1g	161kcal	9.4g	0.2g
炸蝦	蝦子……15.0g	1.5g	35kcal	3.4g	0.1g
炸茄子	茄子……10.0g	2.0g	26kcal	0.3g	0.0g
炸鱚魚	鱚魚……20.0g	2.9g	61kcal	4.1g	0.1g
鹽烤牛舌（烤肉）	牛舌……80.0g	3.4g	304kcal	10.8g	1.2g
日本國產鹽烤牛小排（烤肉）	日本國產牛五花……80.0g	3.5g	360kcal	10.4g	1.1g
進口醬烤牛小排（烤肉）	進口牛五花……80.0g	5.0g	322kcal	12.2g	1.3g
味噌烤豬腸（烤肉）	豬小腸、大腸……各40.0g	4.7g	162kcal	10.9g	0.8g
醬烤牛肝（烤肉）	牛肝……80.0g	7.8g	131kcal	16.3g	1.2g

■串燒、火鍋、關東煮

品名	分量	含醣量	熱量	蛋白質	鹽分
雞皮串（鹽味）	35.0g	0.0g	96kcal	4.6g	0.3g
雞腿蔥花串（醬汁）	29.0g	1.5g	77kcal	5.9g	0.3g
豬五花串（鹽味）	28.0g	0.0g	112kcal	5.8g	0.3g
雞肉丸子串（醬汁）	45.0g	2.0g	114kcal	10.0g	0.3g
串燒拼盤	—	5.5g	314kcal	34.0g	1.6g
壽喜鍋	和牛嫩肩里肌……80.0g	20.9g	487kcal	19.0g	2.2g
雞肉鍋（酸柚汁醬油）	帶骨肉雞雞腿……100.0g（127.0g）	17.8g	336kcal	24.1g	1.8g
牛肉涮涮鍋（芝麻醬）	和牛腿肉……80.0g	17.6g	371kcal	24.2g	1.3g
鍋燒烏龍麵	熟烏龍麵……200.0g	64.1g	491kcal	21.5g	5.2g
什錦火鍋	鹽漬鱈魚……70.0g	10.3g	275kcal	31.9g	3.1g
竹輪（關東煮）	烤竹輪……40.0g	5.7g	50kcal	4.9g	1.1g
蛋（關東煮）	雞蛋……50.0g	0.6g	78kcal	6.2g	0.6g
蒟蒻（關東煮）	蒟蒻塊……30.0g	0.2g	3kcal	0.1g	0.2g
白蘿蔔（關東煮）	白蘿蔔……60.0g	2.1g	13kcal	0.3g	0.5g
三角魚板（關東煮）	三角魚板……30.0g	3.6g	29kcal	3.0g	0.6g

括號內的數字已內含無法食用的部分

■居酒屋、超商超市熟食、便當

品名	分量	含醣量	熱量	蛋白質	鹽分
酒蒸海瓜子	海瓜子 40.0g（100.0g）	0.8g	32kcal	2.5g	1.4g
木桶蒸鰻魚飯	雞蛋 50.0g	11.1g	249kcal	16.9g	2.4g
鮪魚山藥	鮪魚瘦肉 60.0g	11.3g	135kcal	18.4g	1.1g
涼拌豆腐	嫩豆腐 100.0g	2.5g	64kcal	5.8g	0.9g
鯛魚茶泡飯	飯 100.0g	37.9g	283kcal	13.8g	1.3g
韓式涼拌豆芽	30.0g	0.7g	42kcal	1.6g	0.5g
烤雞	232.0g	6.4g	452kcal	30.2g	2.1g
火腿炸豬排	79.0g	9.0g	175kcal	13.0g	1.8g
玉米奶油可樂餅	72.0g	14.0g	153kcal	3.1g	0.5g
炸薯條	40.0g	6.5g	38kcal	0.6g	0.1g
炸雞塊便當	飯 200.0g	90.3g	557kcal	14.7g	2.0g
和風鮭魚便當	飯 200.0g	94.1g	648kcal	26.2g	2.7g
牛肉蓋飯	飯 250.0g	104.1g	749kcal	18.4g	2.7g
什錦燴飯	飯 200.0g	79.1g	563kcal	20.0g	2.6g
天婦羅蓋飯	飯 200.0g	91.1g	580kcal	16.9g	2.4g

■牛奶、乳製品、水果

品名	分量	含醣量	熱量	蛋白質	鹽分
全脂牛奶	乳脂肪3.8% 200ml	9.6g	134kcal	6.6g	0.2g
低脂牛奶	乳脂肪1.0% 200ml	11.0g	92kcal	7.6g	0.4g
植物性鮮奶油	30.0g	0.9g	118kcal	2.0g	0.2g
無糖原味優格	100.0g	4.9g	62kcal	3.6g	0.1g
加工起司	18.0g	0.2g	61kcal	4.1g	0.5g
鮮奶油起司	18.0g	0.4g	62kcal	1.5g	0.1g
綜合起司	18.0g	0.3g	71kcal	5.1g	0.3g
含糖優格飲料	200ml	24.4g	130kcal	5.8g	0.2g
蘋果	50.0g	7.1g	29kcal	0.1g	0.0g
草莓	50.0g	3.6g	17kcal	0.5g	0.0g
哈密瓜	50.0g	4.9g	21kcal	0.6g	0.0g
鳳梨罐頭	35.0g	6.9g	29kcal	0.1g	0.0g
棗乾	10.0g	5.5g	24kcal	0.3g	0.0g
香蕉	50.0g	10.7g	43kcal	0.6g	0.0g
橘子	70.0g	7.8g	32kcal	0.5g	0.0g

■日式點心、西式點心

品名	分量	含醣量	熱量	蛋白質	鹽分
鯛魚燒	126.0g	58.7g	278kcal	5.7g	0.1g
草餅	60.0g	30.1g	137kcal	2.5g	0.0g
甘栗	20.0g	8.0g	44kcal	1.0g	0.0g
羊羹	55.0g	36.8g	163kcal	2.0g	0.0g
銅鑼燒	73.0g	40.6g	207kcal	4.8g	0.3g
烤醬油丸子	65.0g	29.2g	128kcal	2.0g	0.4g
紅豆泥糯米糰	100.0g	42.2g	209kcal	5.5g	0.2g
綜合米果	15.0g	12.4g	57kcal	1.2g	0.3g
鮮奶油蛋糕	95.0g	35.5g	267kcal	5.8g	0.2g
泡芙	100.0g	25.3g	228kcal	6.0g	0.2g
香草口味Lacto Ice（乳脂肪含量低於3%的冰淇淋）	100.0g	22.2g	224kcal	3.1g	0.2g
牛奶巧克力片	10.0g	5.1g	56kcal	0.7g	0.0g
口香糖球	4.0g	3.9g	16kcal	0.0g	0.0g
果汁橡皮糖（白桃）	9.0g	6.8g	28kcal	0.3g	0.0g
餅乾（軟式）	17.0g	10.4g	89kcal	1.0g	0.1g

■袋裝點心、下酒點心、甜麵包

品名	分量	含醣量	熱量	蛋白質	鹽分
洋芋片	13.0g	6.6g	72kcal	0.6g	0.1g
鹽味爆米花	10.0g	5.1g	48kcal	1.0g	0.1g
蘇打餅乾	18.9g	13.7g	81kcal	2.0g	0.4g
燻烤花枝	10.0g	1.3g	21kcal	3.5g	0.6g
海帶芽莖小菜	10.0g	2.0g	11kcal	0.2g	0.7g
奶油花生	10.0g	1.1g	59kcal	2.6g	0.0g
魷魚	10.0g	0.0g	33kcal	6.9g	0.2g
牛肉乾	10.0g	0.6g	32kcal	5.5g	0.5g
起司鱈魚條	20.0g	2.2g	68kcal	4.2g	0.7g
紅豆麵包	115.0g	54.6g	322kcal	9.1g	0.8g
克林姆麵包	85.0g	34.2g	259kcal	8.8g	0.8g
果醬麵包	106.0g	55.9g	315kcal	7.0g	0.8g
水果丹麥	130.0g	45.6g	466kcal	7.9g	1.0g
蛋糕多拿滋	40.0g	23.6g	150kcal	2.9g	0.2g
肉包	110.0g	44.4g	286kcal	11.0g	1.3g

■飲料&含酒精飲料

品名	分量	含醣量	熱量	蛋白質	鹽分
焙茶	150ml	0.2g	0kcal	0.0g	0.0g
綠茶	150ml	0.3g	3kcal	0.3g	0.0g
烏龍茶	150ml	0.2g	0kcal	0.0g	0.0g
無糖拿鐵咖啡	咖啡和牛奶……各75ml	4.1g	53kcal	2.6g	0.1g
蔬菜汁	200ml	7.2g	34kcal	1.2g	0.4g
零卡可樂	200ml	0.0g	0kcal	0.0g	0.0g
可樂	200ml	22.8g	92kcal	0.2g	0.0g
柳橙汁	200ml	21.0g	84kcal	1.4g	0.0g
日本酒（1合）	180ml	8.8g	196kcal	0.7g	0.0g
啤酒（杯）	200ml	6.2g	80kcal	0.6g	0.0g
紅酒	100ml	1.5g	73kcal	0.2g	0.0g
白酒	100ml	2.0g	73kcal	0.1g	0.0g
梅酒（加冰塊）	50ml	10.4g	78kcal	0.1g	0.0g
黑醋栗柳橙罐裝雞尾酒	350ml	24.9g	182kcal	0.0g	0.0g
罐裝檸檬燒酒	350ml	13.0g	179kcal	0.0g	0.1g

■油脂、調味料、其他

品名	分量	含醣量	熱量	蛋白質	鹽分
沙拉油	4.0g（1小匙）	0.0g	37kcal	0.0g	0.0g
麻油	4.0g（1小匙）	0.0g	37kcal	0.0g	0.0g
橄欖油	4.0g（1小匙）	0.0g	37kcal	0.0g	0.0g
奶油	8.0g（2小匙）	0.0g	60kcal	0.0g	0.2g
人造奶油	8.0g（2小匙）	0.0g	62kcal	0.0g	0.1g
炒芝麻	3.0g（1小匙）	0.2g	18kcal	0.6g	0.0g
美乃滋（全蛋）	12.0g（1大匙）	0.5g	84kcal	0.2g	0.2g
淡色醬油	6.0g（1小匙）	0.5g	3kcal	0.3g	1.0g
深色醬油	6.0g（1小匙）	0.6g	4kcal	0.5g	0.9g
上白糖	3.0g（1小匙）	3.0g	12kcal	0.0g	0.0g
穀物醋	5.0g（1小匙）	0.1g	1kcal	0.0g	0.0g
味噌（米麴）	10.0g	1.7g	19kcal	1.3g	1.2g
中濃醬	18.0g（1大匙）	5.3g	24kcal	0.1g	1.0g
番茄醬	15.0g（1大匙）	3.8g	18kcal	0.3g	0.5g
蜂蜜	17.0g	13.5g	50kcal	0.0g	0.0g

参考文獻

『医者が教える食事術 最強の教科書——20万人を診てわかった医学的に正しい食べ方68』牧田善二（著書）・ダイヤモンド社／『日本人の9割が誤解している糖質制限(ベスト新書)』牧田善二（著書）・KKベストセラーズ／『一番かんたん即やせる!　改訂版糖質量ハンドブック』牧田善二（著書）・新星出版社／『太らない食べ方』牧田善二（監修）・日本文芸社／『糖尿病で死ぬ人、生きる人 (文春新書) 』牧田善二（著書）・文藝春秋／『糖質オフ!でやせるレシピ』牧田善二（著書）・成美堂出版／『糖尿病の人の糖質制限食レシピ』牧田善二（著書） もたっぷりＯＫ!』牧田善二（著書）吉田瑞子（料理）・河出書房新社／『糖質オフでやせる食事』江部康二（監修）・日本文芸社／『イラスト図解１番わかりやすい糖質と血糖値の教科書』麻生れいみ（著書）・ 斎藤糧三（監修）・GB／『糖質オフと栄養の科学』大柳珠美（監修）、斎藤糧三（監修）・新星出版社

※另外也參考多數書籍和網頁等。

國家圖書館出版品預行編目資料

低醣飲食：肥胖、老化、糖尿病、癌症、免疫力，與「醣」息息相關！／牧田善二著；藍嘉楹譯.
一 初版. 一 臺中市：晨星, 2021.02
面；公分. 一（知的！；168）
譯自：眠れなくなるほど面白い 図解 糖質の話
ISBN 978-986-99904-5-5（平裝）

1.健康飲食 2.醣類

411.3　　109021325

知的！168

低醣飲食

肥胖、老化、糖尿病、癌症、免疫力，與「醣」息息相關！

眠れなくなるほど面白い 図解 糖質の話

作者　牧田善二
內文設計　寒水久美子
內文圖版　內田睦美
譯者　藍嘉楹
編輯　吳雨書
校對　吳雨書、柯政舟
封面設計　陳語萱
美術設計　曾麗香

創辦人　陳銘民
發行所　晨星出版有限公司
407台中市西屯區工業30路1號1樓
TEL：04-23595820　FAX：04-23550581
行政院新聞局局版台業字第2500號
法律顧問　陳思成律師
初版　西元2021年02月15日　初版1刷
西元2021年12月30日　初版2刷

讀者服務專線　TEL：02-23672044 / 04-23595819#230
FAX：02-23635741 / 04-23595493
E-mail：service@morningstar.com.tw
網路書店　http：//www.morningstar.com.tw
郵政劃撥　15060393（知己圖書股份有限公司）

印刷　上好印刷股份有限公司

掃描QR code填回函，成爲晨星網路書店會員，即送「晨星網路書店Ecoupon優惠券」一張，同時享有購書優惠。

定價350元

（缺頁或破損的書，請寄回更換）
版權所有・翻印必究

ISBN 978-986-99904-5-5
"NEMURENAKUNARUHODO OMOSHIROI ZUKAI TOSHITSU NO HANASHI"
by Zenji Makita

Copyright © Zenji Makita 2018
All rights reserved.

First published in Japan by NIHONBUNGEISHA Co., Ltd., Tokyo

This Traditional Chinese edition is published by arrangement with NIHONBUNGEISHA Co., Ltd., Tokyo in care of Tuttle-Mori Agency, Inc., Tokyo through Future View Technology Ltd., Taipei.